どうする!? 感染爆発!!

日本はワクチン戦略を確立せよ!

森下竜一 Ryuichi Morishita
長谷川幸洋 Yukihiro Hasegawa

ビジネス社

はじめに

この本は2020年5月に出した『新型コロナの正体　日本はワクチン戦争に勝てるか⁉』の第2弾です。わずか3カ月で続編とは「いくらなんでも早すぎる」と思われるかもしれませんが、前作を出してすぐ、森下先生から「話の続きで、2冊目を出そう」と提案され、私も即決しました。なぜかと言えば、それほど事態の展開が早かったからです。

ワクチンをめぐる開発競争は熾烈《しれつ》さを増す一方ですし、中国をめぐる世界情勢も週替わりのように激しく動いています。実際、対談したうえで、それぞれが最新情報を盛り込んでいく作業を始めてみたら、中身はどんどん膨らんでいきました。前作と合わせて読めば、読者は新型コロナをめぐる最新状況をすっきりとご理解いただけるでしょう。

新型コロナを、どう受け止めるべきなのでしょうか。

この問いは企業や家計、国、自治体にとって、いま最重要課題です。

まず、強調したいのは「この感染症は簡単には終わらない」という事実です。緊急事態宣言が5月25日に全面解除されたとき、多くの人が「これで一段落か」とホッとした気分になりました。私もそうでした。ところが、7月に入って東京都では連日、200人を超す新規感染者が出てしまいました。恐れていた第2波が到来したのは、明らかです。その後の展開を見れば、単なる「第2波」というより、もっと酷い「感染爆発」が起きつつある、と言ってもいいのではないか、と思います。

菅義偉《すがよしひで》官房長官が講演で「これは東京問題」と発言すると、小池百合子《こいけゆりこ》東京都知事が観光事業をテコ入れする政府の「Ｇｏ Ｔｏキャンペーン」をやり玉に挙げて「むしろ国の問題」とやり返す一幕がありました。私は「どちらも一理ある」と思いますが、ともに「第2波の襲来」を少し甘く見ていた面があったのではないでしょうか。感染は大阪、愛知など大都市を中心に、他の地域にも広がっています。

見たくない現実ですが、私たちは第2波を正面から受け止めて、防衛策を講じる必要があります。1人ひとりが不要な外出と3密を避けるのはもちろん、政府や自治体は地域を限定した緊急事態宣言の再発令も視野に入れて、対応すべきではないか、と思います。もしかしたら、この本が書店に並ぶころには、そんな展開になっているかもしれません。

第2波は「ワクチンと治療薬がなければ、感染は止まらない」という現実を私たちに突きつけました。森下先生が開発しているワクチンは6月30日に人を対象にした治験（第1／2相臨床試験）を開始しました。この後、秋に規模を拡大して、2回目の治験（第2／3相臨床試験）をします。そして、安全性と効果が確認できれば、来年春から秋にかけて実用化を目指しています。

ぜひとも「成功してほしい」と願うのは、私だけではないと思いますが、実用化には多くの難関が控えています。なかでも最大のハードルは、森下先生によれば、意外なことに「政府の壁」でした。詳しくは本文を読んでほしいのですが、ワクチンが完成したとしても、それを「どう大量に生産し、国民に届けるか」は、まったく決まっていないのです。これは森下先生が手掛けているワクチンに限った話ではありません。国産ワクチン、すべてにあてはまります。

ワクチンが単なる医療品ではなく「戦略物資」である点は、前作で指摘しましたが、その傾向はますます強まっています。中国は、人民解放軍が加わって開発したワクチンを兵士に投与する治験を始めました。目論見どおり、抗体ができたことを確認できれば、中国はコロナ禍で、世界に先駆けて「無敵の軍」を手に入れる形になります。そんな戦略物資であるからこそ、アメリカも欧州もワクチン開発を急いでいるのです。

日本政府は国産ワクチンの開発を支援する一方、欧米のワクチンも購入する両睨《にら》みの戦略で臨んでいます。欧米との交渉を有利に運ぶためにも、国産ワクチンの開発は不可欠です。森下先生はワクチン入手をめぐって、水面下で始まっている駆け引きについても語ってくれました。なかでも「アジアの国々が、いかに日本に期待しているか」という話は驚きでした。安倍晋三《あべしんぞう》政権の幹部たちにも、ぜひ一読を勧めたいほどです。

中国とWHO（世界保健機関）が感染拡大の初期、事態を隠蔽《いんぺい》していた事実は前作以後、ますます明白になりました。なかでも、米下院外交委員会のマイケル・マッコール議員（共和党）が6月15日に発表した報告書は、日本でほとんど報じられませんでしたが、中国共産党とWHOが事実上、結託して「ヒトヒト感染」を隠していた経緯を暴露しています。とんでもない話です。

その後、アメリカに亡命した香港大学公衆衛生学院の女性ウイルス研究者が、WHO顧問でもある上司にヒトヒト感染の事実を報告すると、上司は「中国共産党のレッドラインを踏むな、われわれが消される可能性がある」と言って、握りつぶした事実も明らかになりました。中共の酷《ひど》さはもちろんですが、国連機関であるWHOは感染拡大の防止に役立たなかったどころか、結果的に拡大に手を貸した、と言ってもいいくらいです。

アメリカや欧州は、そんな中国との対決姿勢を強めています。中国は各国が新型コロナの対応に追われる間隙《かんげき》を突くようにして、沖縄県・尖閣諸島《せんかくしょとう》の周辺に連日、武装公船を侵入させています。日本は中国にどう向き合ったらいいのでしょうか。

新型コロナは日本と日本人に「命と健康」だけでなく「防衛・安全保障のあり方」をも厳しく問うています。前作に続いて、この小著が読者のご参考になれば、幸いです。

2020年8月1日

長谷川幸洋

どうする!? 感染爆発!! 日本はワクチン戦略を確立せよ!——目次

第2章 真犯人はやはり中国だった

第3章 世界のワクチン開発の現状

第4章 国策としてのワクチン開発

第5章 「ウィズ・コロナ」で何が変わるのか

第6章 「危険なモンスター」と化した中国

第1章　日本は本当に鎖国を解けるのか?

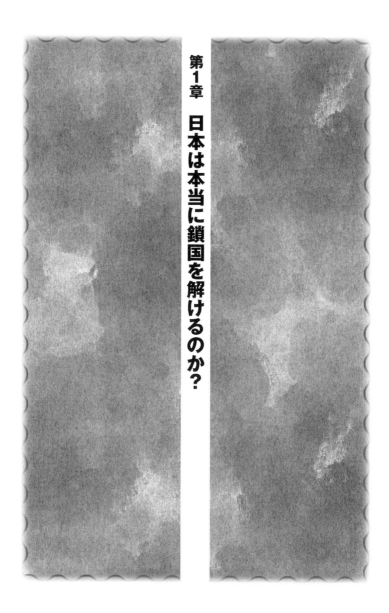

意味がなかった？ 東京のステップ方式

長谷川　政府は6月19日、それまで続けてきた県をまたぐ移動自粛制限を解除しました。森下先生はこれを、どう評価しますか？　解除は正しかったのか。それとも、早すぎたのか。

森下　むしろ遅かったのではないでしょうか。なぜなら、緊急事態宣言が解除された時点で、県をまたいだ移動が自粛されていることを覚えていない人が大半でしたからね（笑）。たとえば、大阪府の住民は大阪ではゴルフ場が少ないので、兵庫県や奈良県でプレイしていました。

そういう意味では、県をまたぐ移動自粛については実質上、意味をなしていなかった。だから、これは実は要らなかったのではないかと思っています。むしろ必要だったのは、密になりそうな夜の街、娯楽施設や観光地を避けるとか、県をまたぐ行政単位ではなくて、どういうところで「密」を防ぐべきかという指示を出したほうが本当は効率的だったのでしょう。それでも、5月25日の「新型コロナウイルス感染症緊急事態宣言」の終了時点では、もうあまり意味がなかったような気がします。

長谷川　私も、県をまたぐ移動制限にどれほどの意味があるのか、と思っていました。だって、ウイルスには、人間がつくった県境なんて、何の関係もない。それを制限したのは、役人の都合でしょう。そんなことは誰だってわかります。普通の人は県をまたいだかどうかに関係なく、必要に応じて移動していた、と思います。私も5月25日に緊急事態宣言が解除された時点で、ゴルフを解禁しました（笑）。その時点で、警戒感が一挙に緩んだような感じがありましたね。

森下　大阪はその前の週にはもう緩んでいましたね（笑）。私は、東京みたいな0から3までの4段階の細かなステップ制は必要なかったのではないかと思いました。あったとしてもせいぜいステップ1、2くらいでよくて、結局、大阪のように本当に危ないクラスターを除いて解禁にして、その後の状況を見てクラスターも解禁する、という方式。つまり、2段階で十分だったような気がします。

口幅ったいことを言うようですが、東京は、感染者の人数が増えているのにステップ3は解除とか（笑）、新規感染者数が増えているのに東京アラートを解除するとか、矛盾していましたね（笑）。

長谷川　なるほど。

森下　ですから、重視すべきは、前回の対談（『新型コロナの正体　日本はワクチン戦争に勝てるか⁉』ビジネス社に収録）でも語ったとおり、ある程度の範囲内で抑え込めているかということと、病院の重症化ベッドの占有率です。やはり、医療崩壊を起こさないことが最優先されるべきです。

医療崩壊が起きなければ、ある程度緩めていても対処ができます。そうすると、経済を回しながらコロナと付き合えるわけです。「ウィズコロナ」という観点で言えばね。基本的には人数がどうこうよりも、重症化率がどれぐらいで、重症度や中等度の患者さんのベッドがどの程度確保されているのかを見ていけば、コントロールはできると思います。

したがって、東京みたいにステップがありすぎることには意味がなかったですね。せめてやるとしたら、重症化ベッドの占有率とクラスターの追跡、要は感染経路の把握ですね。そこだけだと思います。感染者数は人口が多ければ当然増えるし、これからもある程度は増えてくるけれど、うまく対応すれば、最初のときほど慌てなくてよいと思います。

７月中旬には１日あたり新規感染者が２００人を超えてきましたが、まだ医療体制に余裕があるので、緊急事態宣言は出さなくてよいと思います。今後ベッドが埋まってくると、地区や業種を絞った形での自粛要請が有効だと思います。ただ、７月末の時点で既に無症状・軽症者用のホテルがいっぱいになりつつあり、対応の遅れが目立ってきます。これから、無症状・軽症の方から重症者化する方々が出てきますので、今後は２週間程度の余裕をもったベッドコントロールは重要だと思いますね。前著でも言いましたが、新型コロナウイルスの厄介な点は、入院期間が長いことです。入院して２週間ベッドを占拠しますので、２週間先を見ておかないと医療崩壊が起こってしまいます。そこが、小池都知事にできるかどうかで東京の状況は決まってきます。今回の第２波は、結局菅官房長官がいみじくも指摘したように東京問題ですよ。

コロナに罹《かか》っても治ればいい、という思い込みは危ない

長谷川　それとの関連で、私が非常に気にしているのは後遺症の問題です。前回の対談で「新型コロナに罹ると、後遺症が残る可能性がある」という話を森下先生から聞いて、

びっくりしたんですけど、この頃、ようやく、そういう認識が広がってきましたね。「感染者の後遺症が問題」という議論があちこちから出てきて、いくつか実例もメディアで紹介されています。あらためて、お聞きしますが、後遺症については、どのように考えたらいいのですか？

森下　肺炎で末梢《まっしょう》の肺胞《はいほう》が潰《つぶ》れているような状態の人がけっこう多いですね。通常は大丈夫だけれど、運動したり、もしくは他の疾患と合併したときにはかなりリスクとして効いてくる可能性があります。ですから、軽症あるいは無症状の人でも安心はできません。そういう意味でいくと、「新型コロナウイルスに罹ってなるべく早く治ればいいんだ」という感覚は間違いなのです。特に若い世代の人はそういった傾向が強いようです。スペイン保健省のデータでは、抗体ができても、数カ月で抗体がなくなる方が多いと報告されていますし、われわれのデータでも感染してもウイルスをブロックする中和抗体ができている人もいますが、できていない人もいます。感染すれば、それで安全とは言えない状況です。

これはメディアの報道が偏っているからかもしれません。要は、無症状の人は全然問題がないかのように伝えているのだけれど、けっしてそんなことはなくて、特に若い人でもスポーツ系の人などは将来的にかなり影響が出る可能性が高い。

長谷川　そこです。マスコミの報道は「罹りました、治りました、おめでとうございます、これでひと安心ですね」と楽観的なトーンで報じられるケースが多いから、つい新型コロナをなめてしまう。「罹っても治れば大丈夫だろう」みたいに思うけど、実は、まったくそうではないわけですね。後遺症が残る人の割合とか、そういうデータは出てきているのですか？

森下　まだわかっていません。けれども、何もない人は意外に少ないと言われています。日本人では、過去に免疫があって大丈夫なんではないかという楽観論を唱える人をメディアが取り上げていますが、ダイヤモンド・プリンセス号からのデータでは、それは間違いですね。ダイヤモンド・プリンセスでは全員検査し、日本人は1341人から、新型コロナウイルス陽性者がほぼ高齢者で、約300人、そこから死亡者が9人出ています。また、調査した無症候陽性者の半数も肺CTに異常と、「ランセット」誌の姉妹誌に報告されています。日本人での感染率も高いですし、やはり症状も出ている。ダイヤモンド・プリンセスでは、日本人だけでなく、アメリカ人などいろいろな国籍の方がいるのですが、結局感染率は差が出ていない。また、同じ年齢の方を比べると、日本人の患者致死率は同じか、やや日本人が高い傾向にありました。結局、医療体制が持つかどうかが最後の運命を決めているんですね。日本人が罹りにくいというデータは、直接比較できるダイヤモンド・プリンセスの結果から非常に疑わしいと思いますね。最近出た論文では、「致死率は1％程度にすぎない」と軽視するのは大間違いだとするものがあります。すなわち、100名感染すると、1名が死亡だが、それに伴うのは、19名の入院患者、18名の心臓障害を持つ患者、10名が肺障害、3名が脳卒中、2名が神経障害、2名が脳障害を持つということです。

長谷川　それは大変なデータですね。死に至らないまでも、大変な後遺症が残る。高齢者だと、なおさら危険だと思います。

森下　たしかに高齢者は多くて、かなり致死率を引っ張っているかたちになっています。まあ、中等症ぐらいの方、呼吸困難になった俳優の石田純一さんみたいな感じでしょうか。ああいう人はかなり後遺症が残るという話が聞こえてきています。

長谷川　なるほど。そこらあたりは、あまり報道されていませんね。まあ、有名人だと、プライバシーの問題とか、仕事に差し支えるとか、いろいろ事情はあるでしょう。でも、ここで強調しておきたいのは「後遺症が残る可能性があって、仮に罹患《りかん》して退院できたとしても、その後も心配がつきまとう」という点です。けっして、あなどってはいけません。とりわけ、高齢者の場合は、もともと体力も抵抗力も衰えているんですから。
それから、新宿とか池袋とか、若い人の感染者が多く出ましたね。あれも、もしかしたら、若い人は「オレは若いから、罹っても大丈夫」くらいに思ってやしませんか。若い人だって、後遺症が残って、仕事をするのが辛い、という例が報じられています。後遺症が出ると、症状はどれくらい続くんでしょうか。そのあたりはいかがですか。

森下　まだわれわれも、先のことまではっきりと見通せないわけですよ。結局、中国のデータが一番早いのですが、それがまだあまり出てきてないのです。

長谷川　もともと中国は信用できないから。

次々と発表されては消えるコロナ論文

森下　信用できないし、今回の話がややこしいのは、とにかくデータの〝捏造《ねつぞう》〟がやたら多いのですよ（笑）。

長谷川　それはどこの。中国の話ですか？

森下　いや、どこの国も。もう撤回に次ぐ撤回がものすごいのです。

長谷川　撤回？

森下　論文の撤回です。何が起きているかが、あてにならない。特に最近の状況としては、コロナに対する情報は非常に重要だから、世界中で情報共有をしましょう、ということになった。ところが、その情報がきわめて心許ないのです。

通常、論文は査読を経て公開するのだけれど、査読をする前にプレプリントといって、論文を投稿しますよと手を挙げた時点で公開するサイトがあるのですよ。みんなそこに公開しているのですが、そこで公開した論文が、査読のステージで消えたり、途中でいつの間にかなくなったりすることが、いまべらぼうに多い。

前回話したかもしれないけれど、ＨＩＶの痕跡《こんせき》があるというインドの論文も３日ぐらいで消えてしまっています。結局、嘘か本当かわからない。まあおそらく、嘘でしょう。ところが、査読が終わって、権威ある雑誌に掲載された論文でもそういうことが起きているのです。「ランセット」や「ニューイングランド・ジャーナル（オブ・メディシン）」といった権威ある最高級ブランド誌に掲載されている論文もです。論文には世界中の病院のデータベースを調べたと記してあるのですが、実際にはそうしたデータベースが存在しないことがわかった。そんなことが平気で起きているわけです。

長谷川　えーっ⁉　それで撤回、ということは嘘を書いていたのですか？

森下　まあ、多分そうでしょう。ハーバード大学のグループが出した論文も撤回されたのですが、理由はハーバードにデータを提供した会社を調べると、そうしたデータを集めた痕跡がなかったわけです。それでさらに調べを進めると、怪しげな社員が３人しかいない会社なのがわかった（笑）。アダルトサイト運営者とＳＦ作家らが設立したわけのわからない会社。

長谷川　そこが出所のデータを使っていたということですか？

森下　そうです。ネット上に出たデータがおかしいと指摘されたのです。

長谷川　それはほとんどディスインフォメーション（偽情報による操作）に近いよね。

森下　近いというか、そのものですね。ところが、そこから出てきた論文がトランプ大統領推奨の抗マラリア薬、クロロキンについてのものだったんです。クロロキンが新型コロナウイルスの治療に効果があるかどうか、世界各地でクロロキンの臨床試験が行われていたのですが、その論文には、クロロキンが心筋梗塞《しんきんこうそく》を増やすと結論づけられていた。その論文のために、クロロキンによる新型コロナウイルスの治療が中止になった。とところが、その論文もしばらくして消えてしまったのです。でも、論文が取り下げられたことで、クロロキンによる臨床試験が急遽《きゅうきょ》再開された。ところが、再開した研究グループのデータがこれまたクロロキンは効果がないという結果が出た。またまた、WHOはクロロキンの試験を中止したわけです（笑）。もうわけのわからない状況になっている。

ノーベル生理学・医学賞を受賞された大村智《おおむらさとし》先生が開発した抗寄生虫薬「イベルメクチン」も、同じような展開になってしまいました。これも新型コロナウイルス感染症の治療に有効とする論文が別の医学誌に出たので、急遽日本で治験をする計画が浮上した。ところが、データの信頼性が疑わしいということで、その論文が撤回されて、治験の根拠がなくなったので、治験をしてよいかどうかわからなくなった。これはたしか6月8日のことでした。

世界中で起きているバイオベンチャー株急騰

長谷川　やはり、どうしても中国発のディスインフォメーションが多いのかな、と推測してしまうのですが。

森下　ところが、中国だけでもない。発展途上国、先進国、それこそアメリカからのデータでさえ、出てきてはどんどん消えていく。

長谷川　穿《うが》った見方をすれば、将来のワクチン開発や治療薬に関わっている関係者のなかに、そうして開発の現場を〝混乱〟させることで、なんらかの利得を得る人たちがいることも考えられる。

森下　うーん、それは中国かどうかはわかりません。私は、どちらかと言うと、これで一発当てようという人たちが絡んでいるような気がする。アメリカにおいても、そういう研究者は非常に多いのではないでしょうか。

長谷川　それは、みんな考えますよね。ワクチンか治療薬の開発で一発当てれば、億万長者になれるわけですから。それに絡んだディスインフォメーションを流して、ライバルたちを混乱させる。

このところ、クエスチョンマークがいっぱいつくような情報が流れていますよね。言ってみれば、バイオバブル。どのバイオベンチャー株も、コロナ関連で何かを発表すれば株価は急騰、すぐにそれを否定するような噂《うわさ》が流れて、今度は急落。おそらく世界中の株式市場で同じようなことが起きているのでしょう。

森下　アンジェスに関しても、同じではないかというような与太話《よたばなし》がネット上では流れて迷惑しています（笑）。われわれは、当然臨床治験を行いますので、厚労省には動物実験のデータや安全性試験のデータをきっちり報告して許可をいただいて始めています。また、ＡＭＥＤ（日本医療研究開発機構）からグラントもいただいているので、ＡＭＥＤにも、きっちり報告しているんです。でも、なんか、全部メディアにも同時に報告しないといけないようなよくわからない風潮になってきていますね（笑）。いずれにしろ、何が正しくて何が間違っているかを、かなり慎重に見ないといけない状況であるということはたしかです。

長谷川　話は戻るけれど、「ランセット」のような権威ある医学誌に提出するレベルの論文でも、そうしたことが起きているのはなぜでしょうか？

森下　非常に早期に査読をしているというのも、要因でしょう。通常であれば1年ぐらいは優にかかるところを、１、２週間で通しているから。

長谷川　なるほど。そういう事情もありますね。

失敗したスウェーデンの集団免疫

森下　ですから、科学的な信用度という点では、いくつか同じような論文が出ない限り、無闇《むやみ》に頭からは信じられないような状況になっている。早く情報が出ることは治療薬やワクチン開発には非常にプラスなのですが、先にもふれたとおり、一方で非常にフェイクが増えているので、それを信じてしまうと大失態を犯すこともあり得る。だから、いまは非常に難しい状況なのですよ。

長谷川　そうですね。もちろん株価の話もそうだし、ワクチンというものの認識の仕方が問われています。よく言われるのは「一度、ワクチンを接種したからといって、いずれ効果がなくなるだろう」というような話です。たとえば「3カ月ぐらいで効果が消えてしまうなら、そんなのは大した意味がない」みたいな声が聞こえてきます。でも、インフルエンザ・ワクチンだって実は同じで、ひと冬1回、毎年打っているんですからね。私なんか、ときどき忘れて打たない年だって、あります。そのあたりの情報は、どう受け止めたらいいとお考えですか？

森下　正直に言うと、ワクチンに関してはまだ長期データが出ていないことから、どれぐらい持つかは不明なのです。ただし、ワクチンは、当然ですが、通常罹った方の抗体とは違い、持続期間を長くできるような工夫はしているんですね。当然通常の感染後の抗体の変化とは違う、それがワクチンなんですが、同じようにメディアでは報道されているることがあって、驚いています。ただ、普通に新型コロナウイルスに罹って抗体が上がって治る方については、抗体の持続期間が非常に短いという論文が出始めています。

そして、特に軽症の方に関しては、抗体自体が上がりにくいので、一度罹ったから安全という保証はありません。要するに、2回、3回と罹る可能性がある。軽症の人は特にね。また、われわれが実際に感染した方の抗体を調べると、抗体は上がっているのですが、よく言われる善玉抗体、ウイルスの感染を防げる中和抗体ですが、これが上がっていなかったりするので、かなり患者さんごとに違う。これが不思議ですね。いずれにしろ、いまは再感染があるかないかは、わかりません。ただ、細胞免疫といって、ウイルスの感染は防げないが、罹ってもウイルスの増殖を防ぎ、重症化を予防するT細胞の働きは、感染後獲得できているという報告もあり、再度重症化はしないかもしれません。

一方、今回の新型コロナウイルスについては、自然に集団免疫を発生させることは無理で、ワクチンと治療薬は必須《ひっす》であるという方向に一本化されつつあります。スウェーデンが果敢に集団免疫にチャレンジしたものの、結果としては6％程度の抗体保有率にとどまり、むしろ死亡率は他のヨーロッパ諸国よりも高いという結果になって、急遽方向転換した。人口の6割以上が自然感染して抗体を得ることでウイルスに打ち勝つ集団免疫戦略は蹉跌したと言っていいでしょう。

経済的メリットも少なく、死亡率は北欧4国では断トツで、人口約1000万人のうち5200人以上が亡くなりました（6月25日現在）。「集団免疫は間違いだった」とスウェーデンの感染対策を主導した科学者自体が言い始めています。

挙句の果てにスウェーデンのみ感染が広まっていることから、北欧4国のなかで唯一スウェーデンが隔離状態に置かれ、経済再開につまずいている始末です（笑）。

長谷川　結局、「集団免疫はどうやら無理だ」というのが、結論として明らかになった、と言っていいと思います。集団免疫というのは「集団の中で、ある一定数以上の人が感染してしまうと、ウイルスが新たに罹る人を見つけられなくなって、自然に感染が収まる」という考え方ですね。これまで集団免疫を獲得するには「全体の6割くらいの人が感染する必要がある」と言われてきましたが、新型コロナは、もっと小さくても、たとえば4割程度でも効果があるかもしれない、という報道もあります。
イギリスも当初、集団免疫にこだわっていましたね。でも、途中で方針転換した。集団免疫の考え方は一見、もっともらしく、理解できる部分もありますが、その結果、多くの人が死んでしまったら、元も子もないと思います。

森下 結局のところ、ワクチンができないかぎり、対応は難しいわけです。ただし、ワクチンの開発も同時に非常に難しくなってきています。

これは前回も話したように、WHOの基準だとプラセボ（偽薬）とワクチンを打って、数千人から1万人単位で発症率の差を見なければなりません。あるいは入院する頻度を見なければなりません。それをするためには、どんどん新型コロナウイルスが広がっている状況でないと見えてこないわけです。ところが、そんな国は先進国ではもうほとんど残っておらず、アメリカの若干一部の州であるくらいです。そうすると、いまのところ先進国ではそれができない。

問題は日本が鎖国を解いたとき

森下　前回も申し上げたと思うけれど、WHOの基準そのものが実は「発展途上国型」なのですよ。要するに、感染症が広がり続けてそれに政府が手をこまねいているという大前提があるわけです。ところが、先進国はコロナ専用アプリ、ロックダウンを含めて、とにかく押さえ込みにかかる。だから通常、先進国においてはそんなに長い期間にわたって感染が続くというシチュエーションはあり得ません。

WHOが現在の基準で運営する限り、先進国は発展途上国で再度試験をやり直さなければならない。そうすると、人権的な問題も出てくるし、果たして発展途上国で行われるような悠長なやり方で大丈夫なのか？　突き詰めていくと、やはりWHOではなく、G7を中心とした新しい保健衛生機関をつくって、先進国型のパンデミックウイルスへの対処方法を議論する場が不可欠ということに収斂《しゅうれん》されるのです。

長谷川　WHOについては、後でまた論じたいと思います。その前に最初の話の続きで、日本のイベント制限について、たとえばいまは人数上限が1000人、収容率は50％未満などの制限がかかっていますが、これが段階的に解除される予定になっています。これについて、森下先生はどのように受け止められていますか？

森下　これはね、何もなくて解除するのは非常にリスクが高いと思う。特にいま、日本は鎖国をしているから、母数としてコロナウイルスを持った人が非常に少ないでしょう。

ところがこれから先、経済的な封鎖を続けられないから、いずれ鎖国を解除しなければならないでしょう。すると当然ながら、海外からウイルスを持った人が入ってきたり、あるいはそこから感染する若い日本人が増えてきます。

長谷川　その点は、すごく重要なのに、つい忘れがちです。実際、いまは「入国制限という異常事態」にあるわけです。つまり鎖国している。でも、普通に暮らしていると、鎖国状態なんて気にしない。多くの人は、自分が外国に行くわけじゃないから。

森下　そう。しかも世界中がね。鎖国を解いたときには、日本に入ってくるウイルス数が当然、飛躍的に増えます。その条件下で、いまと同じことができるかといえば、それは厳しい。

ですから、日本が鎖国を解くのであれば、大阪府や厚労省などがやり出した新型コロナウイルスに罹った人を追跡できるアプリを、開国までにみんながダウンロードする必要があります。とにかく個人情報を取らない形で、感染した人の動きがわかるような仕組みをつくっておく。そしてそれと同時に、やはり「密」を避けるという点で、席を1つずつ空けるとか、屋内であれば配置を変えるとか、屋内・屋外イベントに関してはある程度ルール、ガイドラインを出していく必要があると思います。

長谷川　先般、厚労省が発表したアプリには欠陥があって、やり直しみたいな話になっていますね（笑）。まったく、どうなっているんだか。

森下　まだ、500万人ぐらいのダウンロードで、数が全然足りないですね。大阪のほうはまた別のアプリです。

長谷川　別のアプリ？　そんなに、いろいろなアプリがあるんですか。

森下　そう。おそらく、大阪のアプリのほうが出来がいいと思う。厚労省のアプリは、1m以内で15分以上接触した可能性があるという情報を14日間記録する。アプリの利用者が新型コロナウイルス陽性の診断を受け、なおかつ患者の同意が得られた場合、接触した人に対し「接触があったこと」だけを伝えるアプリです。

大阪のアプリは厚労省のとはまったく仕組みが違いますね。システムはQRコードを発行し、イベントや会議などの主催者がそのQRコードを参加者に読み取ってもらいます。これにより大阪府はイベント参加者の名簿リストを管理できるようになります。仮にそのイベントから感染者が発生した場合、大阪府からその旨メールで連絡を受け取れるのです。

シンプルかつ開発コストが抜群に安い（大阪府は導入費を約80万円と発表）ため、いまでは全国の娯楽施設やイベント会場、店舗の入口でQRコードが掲示されているようです。私はイベントに関しては大阪方式が良いと思いますね。

北京のウイルスもヨーロッパ型に変わっていた

森下　なぜ、大阪方式が望ましいのか。韓国が一番良い例です。韓国ではいわゆるセクシャルなバーやクラブから、クラスターが多数発生しました。結局、そこを利用した人間が申し出なかったため、追跡ができなかったわけです。

これは日本でも十分に起こり得ることで、実際東京でも陽性者が姿を消したと小池都知事が発表されています。やはりそうした場所においては、来客のQRコードの登録を必須にしておくのです。とにかく何か起こったら追跡できるようにするのが一番重要だと思います。それさえしておけば、ある程度クラスターを潰していけるから、市中感染を防げます。

長谷川　読者の皆さんの関心が高いと思われるのが、ここにきて（6月中旬）北京では2

カ月ぶりに新規感染者が大量に出現したことです。6月24日時点で270人の感染者が確認されました。再び北京の街から人が消え、第2次感染拡大ではないか、と言われていますが、これについては、どうお考えですか？

森下　その可能性は高いかもしれないですね。徐々に変異が進んでいて、ひょっとしたら変異が症状の悪化に関係しているかもしれないという論文が出始めているのですね。そして、いまの北京においても完全にヨーロッパ型に置き換わってきているわけです。

長谷川　当初の武漢型とは違うのですね。

森下　そう。ヨーロッパ型は変異がすでに入っていて、ウイルスの接着に関わるスパイク（S）に入っています。スパイクに入っていることが原因ではないと思うのですが、変異したことで、細胞内での増殖が加速されている、という報告も出始めているのです。悪化し始めている可能性はゼロではないと、私は考えています。

長谷川　なるほど。ということは「北京に欧州の人が来た」っていうことですか？

森下　違います。ヨーロッパにいた中国人が帰ってきたのですね。

長谷川　ああ、ビジネスや留学で欧州に行っていた中国人が帰ってきた。

森下　日本も一緒ですよ。日本もいま流行しているのはヨーロッパ型で、武漢型に罹っている人はほとんどいません。
日本の場合、いま指摘したヨーロッパにいた中国人にあたるのが、春休みにヨーロッパに旅行していた学生や若い方なんですね。さらに、いま帰国者での感染者は、日本国籍を持つブラジルに住む2世、3世で、かなり成田空港で引っかかっていて、隔離されています。ただし、いまは日本全体でも入国者は1日2000人程度と人数が少ないから、しっかりと検閲ができています。
これがもっと数が増えてくれば全員見つけることはできなくなるかもしれないので、入国時にQRコード等で追えるように管理しておくことと、あとは唾液の抗原検査ができるようになってきたのは朗報で、抗原検査も活用すべきですね。15分程度と短いので、入国者全員に抗原検査をしてもらうのも有効だと思います。

長谷川　いまの成田、羽田は唾液で検査をしているのですか？

森下　もう唾液に替わったはずです。

抗体検査キットで自主防衛すべきだ

長谷川　この2回目の対談本が発売されるときには状況が変わっているかもしれないけれど、ここにきて東京の感染者数の増加が懸念されます。7月24日に発表された東京における新型コロナウイルスの新たな感染者は260人。これで1日の感染者が200人を超えるのは、4日連続、100人以上を超えるのは16日連続。累計の感染者数は1万6880人ですね。

もう2次感染が始まった状態になっていますが、さらに3次感染になっていく可能性についてはは、どのように見ていますか？

森下　市中感染がどれぐらいあるかは明確ではないのですが、厚労省が6月16日に抗体検査を行っています。7950人に対しての結果を見ると、東京都が1971人中2人（0・10％）、大阪府が2970人中5人（0・17％）、宮城県が3009人中1人（0・03％）の陽性と判定され、非常に低い数字でした。

だから、基本的には新型コロナウイルスに罹っていない人ばかり。すなわち、1回流行し出すと一気に広がる危険性が高い状況なのです。特に新宿・池袋など夜の街中心なのですが、だんだん人数が広がっていて、7月中旬には300人に迫ってきましたので、もう真剣に考えなければならない時期になってきました。

ＰＣＲ検査が飛躍的に増えれば良いのですが、保険適応にこだわるとなかなか実施できませんし、企業が自主的にするにはコストが高い。ここからは、抗体検査を活用していくのが良いですね。いろいろな抗体検査キットがあるので、どれでも良いとは言えませんが、いくつかの抗体検査キットは、役に立ちます。

まず、抗体検査で測定できるのは、IgMとIgGという2つの抗体です。IgMは、感染初期、大体数日から1週間で上がってきて、1カ月ぐらいで陰性になります。感染5日後で80％の方が陽性になると発表されています。ですので、IgMが陽性だと、いま現在感染しているということで、すぐＰＣＲをする必要があります。一方、IgGは1週間ぐらいしてから上がってきて、2週間ぐらい

抗体検査とは何か？

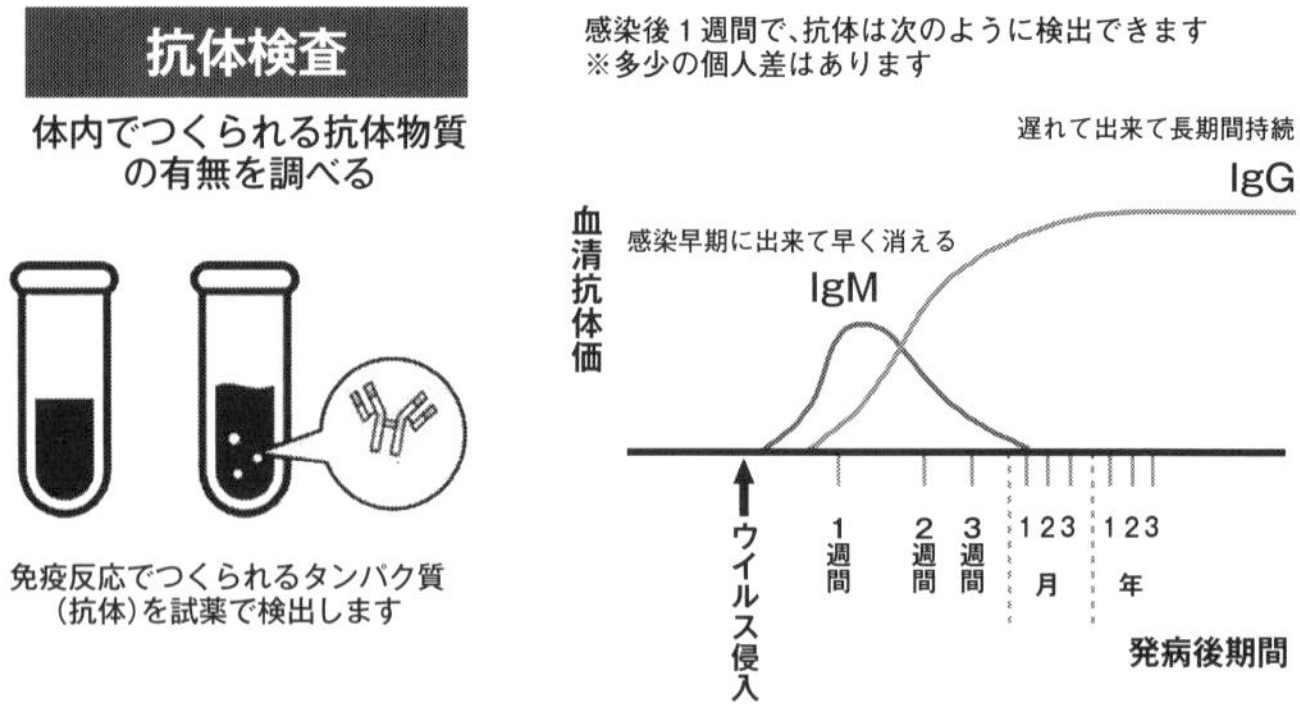

PCR、抗原検査、抗体検査とは？

	PCR検査	抗原検査	抗体検査
検体は何？	鼻咽頭ぬぐい液 喀痰(かくたん)・唾液	鼻咽頭ぬぐい液 唾液	血液
何の有無を検出する？	ウイルスの遺伝子	ウイルスのタンパク質	ウイルスを認識する抗体
何がわかる？	検査時点で感染しているかどうか		過去に感染していたかどうか
長所は？	感度・特異度が高い	短時間で判定可能	感染症流行の全体像の把握が可能
短所は？	結果判定までに時間がかかる	感度が低い：偽陰性が起こり得る	特異度が低い：偽陽性が起こり得る

出典：国立感染症研究所HPなどを参考に改変

さまざまな検査法を駆使し新型コロナウイルスの病態の解析研究が必要

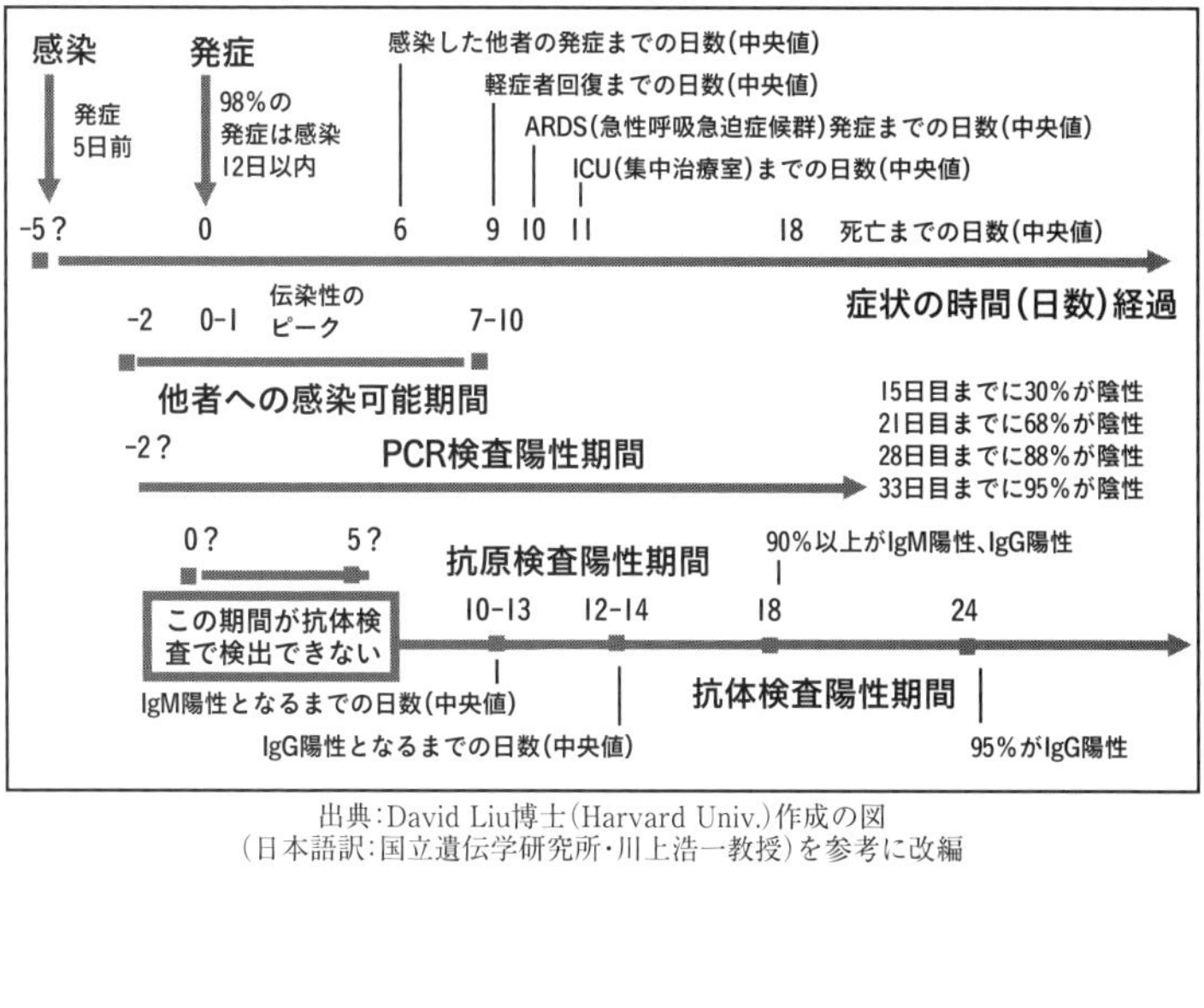

出典：David Liu博士(Harvard Univ.)作成の図
(日本語訳：国立遺伝学研究所・川上浩一教授)を参考に改編

でピークになり、そのまま陽性の状態で続きます。ですので、IgGだけ陽性であれば、過去の感染といえるわけです。いわゆる抗体検査で過去感染がわかるといっているのは、IgGのことなんです。よく勘違いされているのが、IgGが陽性であれば、もう再感染しないので、安全だと思われていることです。たしかにスパイクタンパク（Sタンパク）に対する中和抗体としてのIgG抗体陽性であれば、安全なのですが、いまの抗体検査キットで中和抗体を測定できるものはないので、安全とは言えないのです。結局、IgG陽性というのは、過去に感染したことしかわからないわけです。

では、抗体検査をする意味がないと思われるかもしれません。私が勧めているのは、抗体検査で陰性を知ることなんです。抗体検査で陰性であれば、過去1週間以内特別なことをしていなければ、ほぼ間違いなく、まだコロナに感染していません。これを利用すれば、会社や工場にホワイトゾーンをつくることができます。すなわち、ある工場や社長室で、全員を一度検査する。いまの時点では、市中感染はほぼほぼないので、ほとんどのケースでは、全員陰性のはずです。たとえば、7月1日に全員が陰性だとすると、そこがスタートになるわけです。

まとめると、まずPCR万能論が間違っていて、PCRも100％ではなく、おおよそ70～80％の陽性率を示すので、現状ゼロリスクはあり得ないというのが大前提になります。

そのうえで、

①IgM、IgG陰性は、感染をここ5～7日以内にはしていないことを示しています。IgMは感染した患者の80％が感染後5日までに検出可能なレベルになり、患者の99％は10日目までにIgM陽性反応を示します。したがって、最近1週間以内に発熱がない、感染リスクのある行動はしていない、通常と同じ活動をしている、ということであれば、ほぼ感染していないと言えます。発熱している場合は、感染直後であるので、IgM陽性にならない可能性が高く、PCRか抗原検査が必要になります。

②IgM陽性、IgG陰性：これは、先に述べたように、感染後5～14日以内なので、保健所に連絡して、PCR検査をする必要があります。また、当然自宅待機してもらう必要があります。

③IgM陰性、IgG陽性：これは、過去感染で、2週間以上たっていますので、陰性者と同じ扱いになります。ただし、再感染しないというわけではありませんので、発熱などがあれば、やはり自宅待機してもらうということになります。

会社で考えれば、IgM・IgG陰性で、発熱なし、特に普段と変わった生活をしていない人、IgM陰性・IgG陽性も、発熱なし、特に普段と変わった生活をしていない人は、ほぼリスクはゼロということで、安心して経済活動を継続できるということになります。

毎月抗体検査をすれば、もし感染が起これば、いつ、どこから、感染が起こったかわかります。その期間に接触した部署のみの調査や消毒で良いわけです。そうしないと、会社全部の閉鎖や消毒で、営業損失がものすごく大きくなってしまいます。抗体検査は、自己採血で可能なキットが５０００円ぐらいで出ていますので、会社の経営上のコンプライアンスやリスク管理の対策として、私はお勧めしたいですね。ちなみに、私も長谷川さんも、抗体検査で陰性なので、今日の対談も安心して行うことができていますからね（笑）。

実は、私が抗体検査の有用性を知るきっかけは、アンジェスで、抗体検査キットをＤＮＡワクチンのコンパニオン診断薬として開発することになったためです。もともとは、ジャスダックに上場しているスリー・ディー・マトリックス（３ＤＭ）社が提携して日本に輸入したプロメテウス社の抗体検査キットを使うことになり、実際に大阪大学で、臨床性能試験を行いましたら、50例全例でＰＣＲ陰性と抗体検査陰性が１００％一致しました。このキットは、5分程度でIgMとIgGが測定可能な優れものです。いろいろな抗体検査キットがあり、どこに対する抗体かわからないキットがかなり多いのですが、3DM社のキットは、新型コロナウイルスのスパイクタンパクとヌクレオカプシドタンパク質に対する抗体を使用しており、他のコロナウイルスに対する交叉性《こうさせい》は低いようで、使いやすいものです。そこで、DNAワクチンを接種する方の抗体を測定し、抗体を持たない方だけに投与するための診断薬として開発しているわけです。そのことで、ワクチンを無駄にせず、また、ワクチンの副作用を減らすことができると考えています。

長谷川　いまのレベルの数字であれば、いわゆるクラスターを追跡して、潰せますか？

森下　まだ追えるし、潰せます。PCR・抗原検査と先ほど述べた抗体検査をうまく活用すれば、良いんですよ。現在は、PCRだけで追っていますが、PCRでは現在の陽性者しかわからない。たとえば、ある病院でのケースでは看護師さんが最初の陽性発見者。ところが、その看護師さんが行っていない病棟で陽性の患者さんが出た。2人の間には、接触がない。これは、誰か他の人が真の持ち込み者で、まだ見つかっていないわけです。ひょっとしたら、最初の持ち込みは1カ月以上前かもしれない。そうなると、PCR検査では、見つけられないんですね。ところが、抗体検査ではIgG陽性で見つかる。ですので、ＰＣＲと抗体検査を併用すると、クラスターの全体像がわかるので、発端者を追って、対策ができる。もっと、国も抗体検査をうまく活用してほしいですね。

長谷川　なるほど。よくわかりました。ＰＣＲと抗体検査の併用ですね。とくに、抗体検査はクリニックに行く必要がなく、キットさえあれば、自分で検査できるので、まずはそちらをお勧めする、というお話でした。それは、とても便利だと思います。とくに、会社の社長室とか秘書室、経営企画部など重要な部署は、キットを使って定期的に検査したほうがいい。自主防衛になります。ただ、１００人オーダーになってきたら、経路を見ても、経路不明という人が増えるでしょうね。

森下　それは歌舞伎町、新宿一帯に広がりつつあることを意味しているから。

新宿の新規感染者数には要注意

長谷川　今日のタクシーの運転手さんも言っていましたよ。新宿はもう怖くて行けないって。それに池袋もそんな状態になってきました。

森下　そうですね。でも、意外に新宿には大企業が揃《そろ》っています。実は一流企業の本社がいっぱいある。西新宿の都庁の周りにはね。ですから、あのあたりまで感染が広まると、けっこう経済活動に影響が出そうです。そういう意味では、新宿の新規感染者数には要注意でしょう。

長谷川　ブラジルをはじめとする南米、あるいはインド、アフリカ、こういうところがいま、爆発的に感染が広がっていますよね。これから、海外はどういう展開になると見てますか？

森下　まだまだ感染は広まるでしょうね。というのは、南米、とりわけブラジルは大統領が滅茶苦茶だから、収まる手立てがありません。まさかの大統領本人も、感染してしまいました。また、さっきの話に戻ってしまいますが、日本とブラジルは距離的には離れているけれど、関係は近い。日本から移民も多いですしね。

長谷川　ブラジルは、ジャイール・ボルソナーロ大統領も感染してしまいました。彼は大統領なのに、最初から対応が甘かったですね。これはもう、自業自得と言っていいでしょう。ブラジルから日本に来ている働き手も多いですよね。

森下　そう。群馬県の自動車工場などには多くのブラジル人が働いているし、しかも日本国籍を持っているわけです。そういう人たちが本国から戻ってくるときとか、あるいは里帰りして日本に戻ってくるときには、きっちり管理しなければいけない。多分これからはブラジル周辺の南米諸国に感染が広がっていくはずなので、変異が非常に怖い。後はインドですね。

それからアフリカ。ただ、アフリカは割と若い人が多いので、意外に死亡率は少ない。密集度が低いのが幸いしている気がしています。だから南アフリカが一番流行《はや》っています。ヨハネスブルグのような大都市もありますからね。

結局、アフリカについても、ある程度都市型で高齢者の多いところが基本的に流行りやすい。一方で、サバンナなどの草原では流行りにくい。基本的に風通しが良いしね（笑）。アフリカにも感染者はいるのだけれど、深刻になるかという点ではそうでもないと思います。

長谷川　その点、ブラジルはそこそこ都市型の場所が点在するし、人口も多いですからね。映像を見ていると、日常的にハグもするし、ソーシャル・ディスタンスなんか、まったく気にしない、といった感じですね（笑）。

東京五輪は本当に開催できるのか⁉

長谷川　さて、われわれが懸念するのは、やはり東京五輪です。新型コロナウイルスが収まらない限り、多くの選手や観客が日本にやって来るのは難しい、と思うのですが、現段階で東京五輪開催の可能性は、どう見ていますか？

森下　これねえ。外れるのを覚悟で言えば、開催自体は可能だと思います。

長谷川　どういうスタイルで行うのでしょうか？

森下　選手と選手団関係者だけが日本にやって来る。数が限られているので、出国時にPCR検査をしてもらい、陰性証明してもらう。あるいは、入国時にPCR検査を義務付ける。入国に時間はかかりますが、これは可能です。さらに抗体検査もして、陰性あるいはIgG陽性の方だけで行う。

ワクチンについてはアメリカが間に合わせようとすれば、できると思います。けれども当然ながら、一般観客まで含めては難しい。

先刻のイベントの話に戻ってしまうのですが、観客を間引いた形の開催であれば可能ということです。オリンピックにおける入場料収入は、実は知れていて、やはりテレビ放映権料収入が圧倒的なシェアなのです。ですから、無観客試合であれ、多少なり観客が入った寂しい形であっても、開催さえすればそこそこ回収ができるわけです。

長谷川　そうなると、安倍晋三首相が言った「完全な形での開催」は修正しなければなりません。

森下　だから「完全な形」の意味合いを変えればいい。ニューノーマルでの完全な形でいい（笑）。

長谷川　安倍総理の発言を聞いていると、最初に言っていた「完全な形での開催」は、もう実質的に修正しているような感じもありますよね。

森下　最後は、安倍さんの執念が続くかどうかにかかっています。安倍さんが、もうやめてもいいと思えば、オリンピックはなくなると思う、正直なところ。

長谷川　森喜朗《もりよしろう》さんではなくて。

森下　森さんではなく、やはり安倍さんの根気だと思う。執念を燃やして、どうしても東京五輪を開催したいなら、可能だと思います。選手や選手団関係者に打つワクチンはやたら多くは要らないでしょう。なぜなら、オリンピックはどうしてもヨーロッパ勢とアメリカ勢が中心だから、彼らが安心して日本に来てくれるなら、開催はできます。

長谷川　私は、ここではっきり言いましょう。「開催は難しい」と思います。

たとえ無観客にしたところで、選手団だけでも相当な数になる。それに、そもそも「観客あっての五輪」ですよ。観客がいないのに「平和の祭典」なんて言っても、まったく説得力がない。魅力もない。人が集まれないのに、どうして祭典になるのか。人が集まるから祭りなんでしょう。五輪関係者は「五輪の開催でコロナ克服を世界に宣言するんだ」なんて言ってますが、これまた本末転倒の精神論です。ウイルスは五輪だろうがなんだろうが、関係ないんですから。

私は、だれが「やっぱり中止します」って言うか、に注目しています。これを言う人が本当の責任者ですね。私は、どうせ誰かが言わなくてはならないなら、ぜひ安倍総理に言ってもらいたい。延期を主導したのが総理なら、中止を発表するのも総理であるべきです。いろいろ批判する人は出てくるでしょうが、そんな雑音に惑わされず「政治家の責任の取り方」「潔さ」というものを示してもらいたいのです。

第2章　真犯人はやはり中国だった

日数の計算が合わない中国のワクチン開発

長谷川　さて、この章では、まず世界における新型コロナウイルスに対するワクチン開発の現状を教えてください。

森下　６月時点でＷＨＯのリストに載っているだけでも、ワクチン開発グループは１５０ほどにも。もう猫も杓子《しゃくし》もワクチン開発を行っているくらいの勢いになっているのですが、そのなかでも有望なのは中国とアメリカ、それからイギリスのオックスフォードのグループあたりで、いま20くらいが臨床試験に入っています（図参照）。われわれ（大阪大学・アンジェス）のグループは６月30日に臨床試験に入りまして、世界で７番目ぐらいの位置、まあ１・５番手につけているといったところでしょうか。

開発競争はきわめて熾烈《しれつ》になっています。特に開発スピードが速いのはアメリカのモデルナで、７月から数万人単位でフェーズ（Phase）Ⅲに入っています。最初の試験の結果を公表しましたが、新型コロナウイルスの感染を阻害できる中和抗体ができていることや、抗体産生能力も、感染して回復した患者さんと同程度以上であることがわかり、有望だと思います。それからオックスフォードのグループ（オックスフォード大学・アストラゼネカ）がフェーズⅡ、フェーズⅡ／Ⅲという最終試験をいま行っています。こちらも、キラーT細胞というウイルスに感染した細胞を除去できる能力が獲得できたと発表しており、やはり期待できそうです。また、ファイザー社も、RNAワクチンを年内に申請を出す予定であると公表しました。いまのところ、モデルナとアストラゼネカの2つが現実的に先行しているかなと思います。中国勢のカンシノ・バイオロジクスとシノバックなどもかなり先行しているっぽいのですが、彼らについては実態が見え

新型コロナウイルスワクチンの臨床開発段階にある23のグループ

COVID-19 Vaccine developer/manufacturer	Vaccine Platform	Clinical Stage			
		Phase 1	Phase 1/2	Phase 2	Phase 3
University of Oxford/AstraZeneca	Non-Replicating Viral Vector				
Sinovac	Inactivated				
CanSino Biologics Inc.	Non-Replicating Viral Vector				
Moderna/NIAID	RNA				
Anhui Zhifei Longcom Bio.	Protein Subunit				
InovioPharmaceuticals	DNA				
OsakaUniversity/AnGes	DNA				
Cadila Healthcare Limited	DNA				
Sinopharm/WIBP	Inactivated				
Sinopharm/BIBP	Inactivated				
Bharat Biotech	Inactivated				
Novavax	Protein Subunit				
BioNTech/Pfizer	RNA				
Genexine Consortium	DNA				
Institute of Medical Biology, CAMS	Inactivated				
Gamaleya Research Institute	Non-Replicating Viral Vector				
Clover Bio/GSK/Dynavax	Protein Subunit				
Vaxine Pty Ltd/Medytox	Protein Subunit				
Univ. 0f Queensland/CSL/Seqirus	Protein Subunit				
Imperial College London	RNA				
Curevac	RNA				
Walvax Biotech.	RNA				
Medicago Inc.	VLP				

出典：R&D Blueprint

製造期間の比較

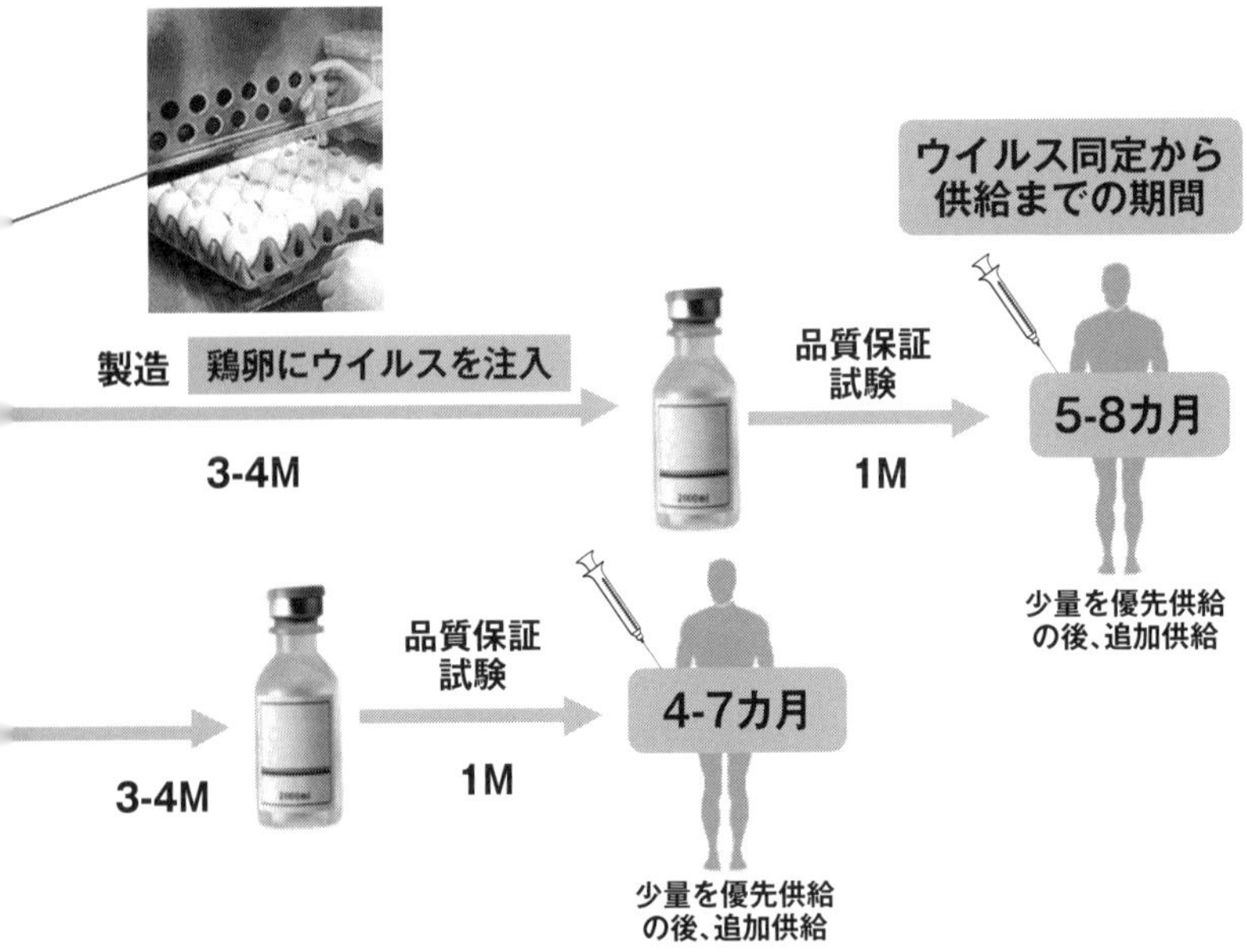

DNAプラスミド法が早い理由

✓ウイルス取扱いが一切ない。
製造はウイルス株の増殖速度に依存しない。

✓培養は一般の大量培養施設で可能（大腸菌培養）。
期間は数日のみ、あとは精製工程。

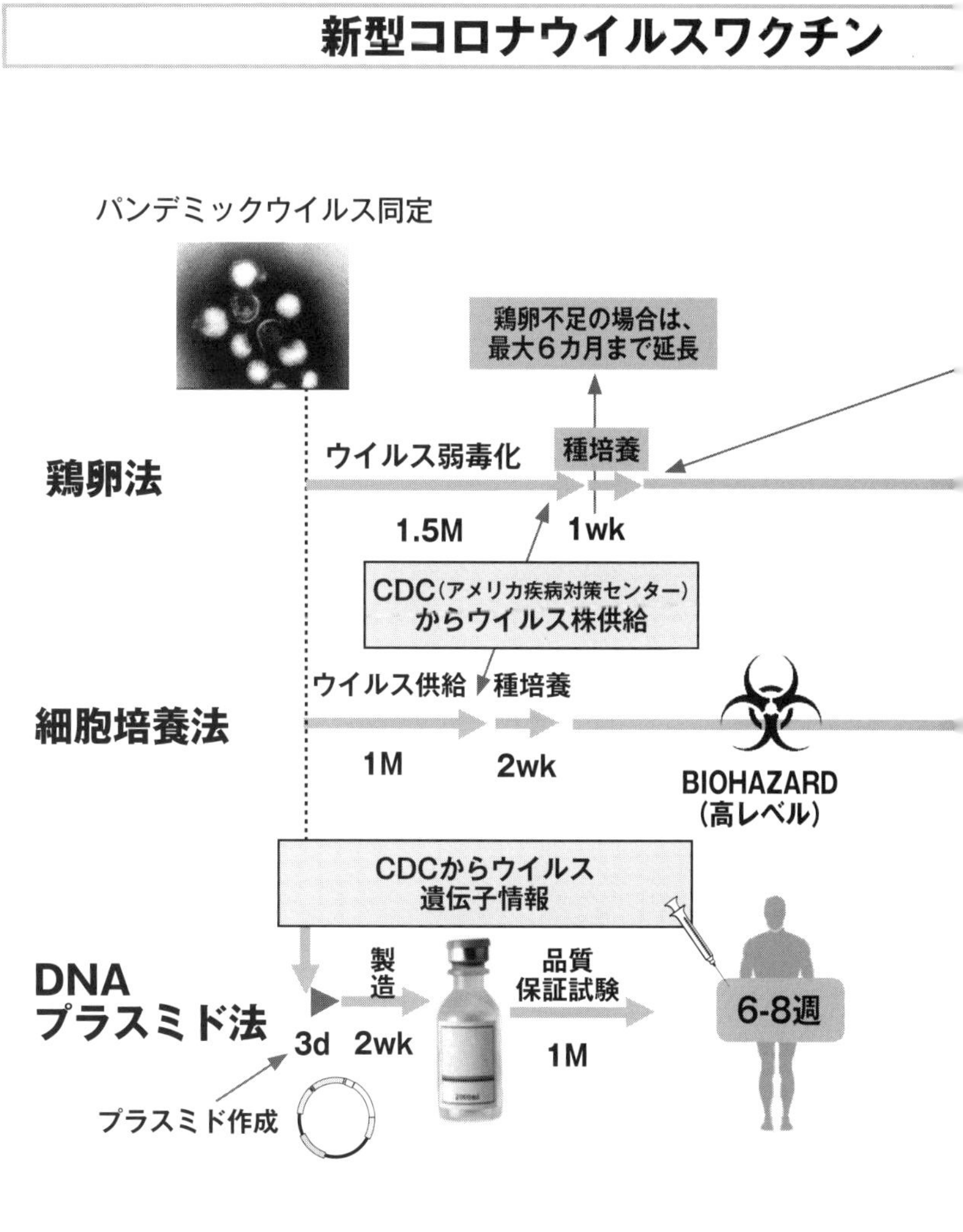
新型コロナウイルスワクチン
パンデミックウイルス同定
鶏卵不足の場合は、
最大6カ月まで延長
鶏卵法
ウイルス弱毒化
種培養
1.5M
1wk
CDC(アメリカ疾病対策センター)
からウイルス株供給
細胞培養法
ウイルス供給
種培養
1M
2wk
BIOHAZARD
(高レベル)
CDCからウイルス
遺伝子情報
DNA
プラスミド法
製
造
3d
2wk
品質
保証試験
1M
6-8週
プラスミド作成

ませんからね。

長谷川　中国については、そもそも中身が見えない。

森下　これは仲間の研究者から聞いた話なのだけれど、彼曰《いわ》く、中国が開発し、6月から臨床試験（フェーズⅡ）に入っているのは明らかに生ワクチン、つまり不活化ワクチンなのです。しかも、3つのグループで行っていることがわかっています。ということは、逆算すると、その3グループは昨年8月から研究に入っていたことになるわけです（笑）。

長谷川　昨年8月？　どういうことですか？

森下　要するに、新型コロナウイルスが流行する前から、ワクチンの研究をしていたとしか考えられないというんですね。

だって、それでないと計算が合わない。なぜなら不活化ワクチンは前の対談でも示したけれど、いわゆる従来のワクチン製造法だから、絶対に半年はかかるのですよ。

従来法によるワクチンのつくり方をおさらいすると、まずは鶏の有精卵にウイルスを不活化したり、弱毒化して播種《はしゅ》、つまり打つわけです。そうすると卵のなかでウイルスが増えていく、そのウイルスのタンパクがたくさん増えて、それを抗原として体内に打つことで抗体をつくるのです（54～55ページ図参照）。この場合、ウイルスを弱毒化するのに1～2カ月かかり、卵のなかで増やすのにだいたい4カ月くらいかかります。ですからどんなに頑張ったって、半年は費やすわけです。特に、新型コロナウイルスだと、誰も見たことも触ったこともないわけだから、不活化する方法を探さなければいけない。また、本当に不活化できていないと、ワクチンを打つと逆に感染する危険もありますから、不活化したワクチンを打って、感染が起こらないことも調べないといけない。どう考えたって、ここだけで3カ月ぐらいはかかるわけですよ。去年の12月に新型コロナウイルスが初めて研究所に持ち込まれたのであれば、計算が合わないそうです。

長谷川　それに、もともとの症状というか病気がなかったら、ウイルスを不活性化して有精卵に打てないよね。

森下　そうです。すでにフェーズⅡに入っているから、逆算していくと昨年8月ぐらいから研究していたことが導き出せるのだそうです。

長谷川　なるほど。

森下　中国らしいなあと、私に教えてくれた研究者は苦笑していましたね。隠している一方で〝馬脚〟を現しているのだからね（笑）。しかも、それが3つのグループで走っているだなんて。あなたたちは滅茶苦茶に研究していたよね、と言いたい（笑）。

長谷川　いまのお話は、ものすごく重要です。ポイントを整理しておきましょう。まず、8月からワクチンの研究を始めたとすると、昨年8月以前に新型コロナウイルスを保有していたことになる。武漢で感染の流行が始まったのは昨年の11月、ないし、遅くとも12月初めでしたが、実は、それより前にウイルス自体は特定していた、という話になる。つまり、感染が拡大し始めた12月時点では、ワクチンを研究していた人たちは「新型コロナウイルスが街に流出した」と知っていたわけです。

お話にあったカンシノ・バイオロジクスについては、私も「現代ビジネス」のコラムで書きましたが、米ニューヨーク・タイムズが6月29日に、ロイター通信の記事を転載する形で「中国の人民解放軍が、自身の研究ユニットとカンシノ・バイオロジクスが共同開発したワクチンを試験接種することを認められた」と報じています。つまり「いよいよ人民解放軍の兵士を対象にして臨床試験に入った」という話ですね。

以上を考え合わせると、少なくとも、共同研究していたカンシノ・バイオロジクスと人民解放軍の研究ユニットは当初、新型肺炎と言われた感染症は「新型コロナウイルスの感染だ」と認識していた可能性が高い。中国が感染初期の段階で事実を隠蔽《いんぺい》していたことは明らかになっていますが、彼らはもっと真実の奥深い部分をいろいろ知っていて、かつ研究していた。そういう話になります。

中国のコウモリが保有するウイルスを集めていたバットウーマン

森下　前回の長谷川さんとの対談で「動物食べた説」をお話ししましたが、昨年2月初めに、別のコロナウイルスを、中国のバットウーマンが学術誌に発表しています（バットウーマン＝コウモリ女とは、コウモリ由来のウイルスの著名研究者である武漢ウイルス研究所・石正麗《せきせいれい》氏のニックネーム）。

長谷川　昨年2月初め、ですね。

森下　それをもってして、いまの新型コロナウイルスとは遺伝的に非常に遠いから、新型コロナウイルスを人工的につくったのではない、という発言をしているわけです。バットウーマンがね。

長谷川　自分たちには責任がない、と。

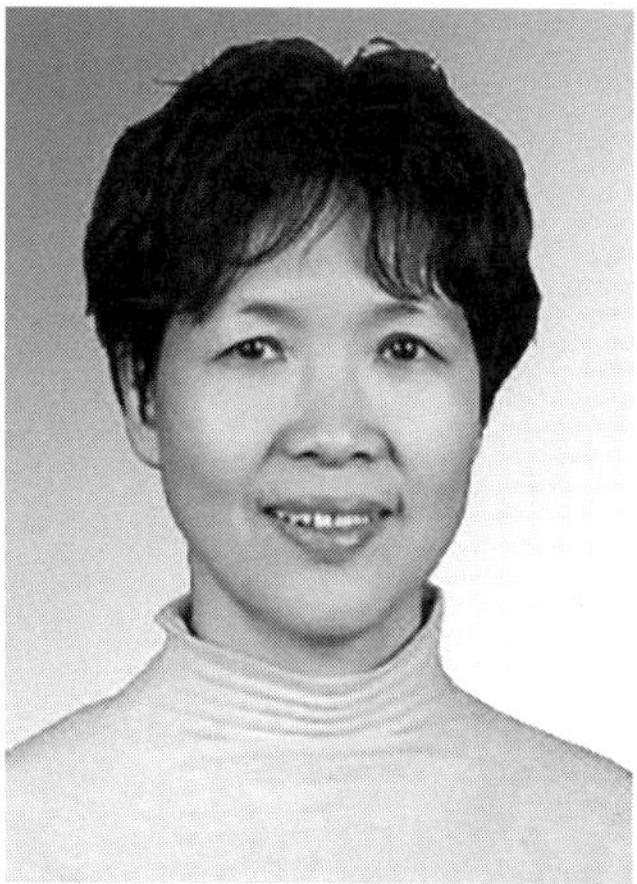

別名「バットウーマン」・石正麗氏

森下　そうそう。でも、バットウーマンこと石正麗氏は先ほど言ったように昨年2月初めに毒性のあるコロナウイルスを持つコウモリについての論文を出している。ということは、実験動物に症状が出たことを意味しています。

知人のウイルス研究者によると、おそらく、今回の新型コロナウイルスの〝起源〟は、中国中から集めたコウモリ由来のコロナウイルスの中にあるのではないか、同研究所の石正麗チームがコレクションとして持っていたのではないかと言っていました。彼らは集めたコロナウイルスを必ず動物にふりかけて、病原性の高いものを探し続けていたはずです。

ところが、今回の新型コロナウイルスを豚やウサギ、ネズミなどの動物に打っても、なんら症状が出なかった。だから、役に立たないコレクションの1つとして残されていたのではないか。

そして、運悪くバットウーマンが新型コロナウイルスを打った豚かウサギを、症状が出ないので安心して食べた人がいた。あるいは、そうした動物の処理をする人が何らかの形で食べた。あるいは、処理と称して実験動物を市場に横流しして、それを誰かが食べた。それが感染の第一歩だった可能性が高い。そして、その人に症状が出たのです。

このシナリオが一番可能性が高いのではないかと言っていましたね。

新型コロナウイルスの初感染者が出たのは昨年8月だった⁉

長谷川　それが昨年の8月ぐらいではないか、と。

森下　おそらくね。ですから、その頃に、すでにコロナの研究のなかで、ワクチンづくりに入っていたのではないでしょうか。

長谷川　はあ～。そういうことですか。

森下　だから、「ランセット」誌のレポートに、中国の科学者が「昨年12月1日に最初の症例が記録された」と述べているけれど、昨年12月に武漢に持ち込まれて今年6月に臨床試験、しかもフェーズⅡに入るなどあり得ないことなのです。

長谷川　アメリカのいろいろな報告書では、最初に症状らしきものが出たのは、実は昨年11月中旬あたりだ、とありましたが……。

森下　最近面白い論文がハーバード大学から発表されました。彼らは、昨年8月から武漢で流行が始まったと推定しています。理由は、武漢の病院への車の出入りを人工衛星からの写真で解析すると8月から急増していた。また、チャットやネット上で、熱や咳《せき》とか、下痢というキーワードの検索を調べると、その頃に数値が跳ね上がっていたそうです。

長谷川　その記事は、私も読みましたが、実に面白い研究ですよね。つまり、衛星から病院の周辺の駐車場が密になっているかどうか、を調べたわけですか。何と言うんでしたか、「デジタル伝染病学」でしたっけ？

森下　そうそう（笑）。その時期とワクチン開発の開始時期がドンピシャに合ったと言います。だから、おそらくその頃だと思う。だって、できる限り早くという時間的制約があるなかで、どんな研究者も不活化ワクチンをつくろうなんて考えませんからね。

長谷川　ああ、そういうことなんですか。ちょっと確認したいのですが、不活化ワクチンというのは何でしたっけ？

森下　もう一度説明しますね。実際のウイルスの機能をなくしてつくる、従来型のワクチンのことです。それを鶏の有精卵に打って取っていく。これをするには、まずウイルスを不活化する方法がわからなければいけません。

インフルエンザについてはすでにわかっているから、半年ぐらいでワクチンは完成するのだけれど、新型コロナウイルスに関してはまだその方法が確立されていません。これはまだ中国以外の国はどこも発表していないのですね。

なおかつ、その不活化しているなかで活性が残っていると、新型コロナウイルスに感染するわけです。したがって、確実に活性が残っていない状態にしなければならない。そのハードルが非常に高い。難しいのです。時間もかかるしね。

長谷川　手間暇かかるということですね。

森下　そう。それがすでに今年６月時点で臨床試験のフェーズⅡ段階に３グループも入っています。

長谷川　ということは……。

森下　昨年８月ぐらいには感染者が出て、あるいはその前からコロナウイルスのワクチンの研究をしていたとしか考えられないと、彼は言っていましたね。

明らかに感染の深刻さを隠していた中国

長谷川　ここで、中国によるマスク買い占めの話もしておきましょう。今年１月以降、日本中の街からマスクが消えたのは記憶に新しいですが、その犯人は中国でした。世界中の在外中国人を動員し、マスクや防護服（PPE）をごっそり買い占めていたのです。

ＡＰ通信は５月４日、アメリカの国土安全保障省（DHS）がまとめた報告書を基に、「中国は医療用品を世界でかき集めるために、新型コロナウイルスの感染実態を意図的に隠していた」と、報じています。

中国は事態の深刻さを軽く見せようと過小に宣伝し、マスクなど医療用品の輸入を猛烈に〝増やす〟一方、輸出は〝禁止〟していた。「輸出規制を否定し、数字をごまかし、貿易データの公表を遅らせて、輸出入の増減を隠していた」「世界中でマスクやガウン、手袋などの買い付けが可能になるように、１月中は『新型コロナウイルスは（ヒトに）感染する』という世界保健機関（WHO）への報告も手控えていた」とDHSは告発しています。つまり、感染の実態が知られてしまうと、みんながマスクを欲しがるから、値段が急騰する。そうならないように隠していた、というわけです。実に酷《ひど》い話ですよ。

森下　そうですね。けれども、こうした行為は、「感染症の即時報告」を義務付けたWHOのルール違反に他なりません。おそらく、世界貿易機関（WTO）のルールにも違反しているでしょう。

長谷川　中国は明らかに、感染の深刻さを隠していたのです。武漢で原因不明の新型肺炎が猛威をふるい始めたのは、昨年12月初めからでしたが、中国がWHOに「SARS《サーズ》（重症急性呼吸器症候群）のようなアウトブレイク」を報告したのは12月31日でした。

武漢市の衛生当局による控えめな公示では、27例の新型インフルエンザのアウトブレイクを報告しました。このうち7例が重篤で、華南海鮮卸売市場《かなんかいせんおろしうりしじょう》に関連するものでしたが、ヒトからヒトへの感染を示す明確な証拠はまだないとし、持続的な発熱がみられる患者には医療機関を受診するように勧めていました（英シンクタンク「ヘンリー・ジャクソン協会」報告書）。

一方で、最初に新しい感染症のアウトブレイクを発信した李文亮《りぶんりょう》医師は、1月3日に警察に呼び出され、訓戒処分を受けました。李医師は、「破壊的な噂」をこれ以上広げないとする誓約書に強制的に署名させられています。そして2月7日、李医師はCOVID-19感染合併症により死亡しました。

大至急、医療用品を祖国に送れ！

長谷川　中国共産党は、どれほど組織だって買い占めに動いていたか。カナダの有力メディア、グローバル・ニュースが4月30日、買い占め作戦を暴露する長文の調査報道記事をネットに掲載しています。

それによると、カナダの中国領事館が1月半ばに出した「緊急指令」が出発点です。「武漢で発生した新型コロナウイルスはあまりに危険で、感染力が強い。そのために、看護師や医師たちは防護用品を使い果たしてしまった。彼らは医療用のN95マスクや防護服（PPE）を必要としている。大至急、買い集めて、祖国に送れ！」という内容でした。

直ちに、在カナダ中国人を総動員した「買い占め大作戦」が始まります。司令塔を務めたのは、バンクーバーとトロント、モントリオールの各中国領事館です。彼らは本国の「中央統一戦線工作部（UFWD）」と連携して、中国人コミュニティに「N95マスクとPPEをできる限り、買い集めよ」と指示しました。UFWDは、習近平国家主席に直結している政府の組織です。

国営新華社通信が3月2日、彼らの奮闘ぶりを次のように伝えています。

「在外中国人はみな戦士だ。不気味な疫病が突然、やって来た。だが、最前線の医療スタッフや党員、カナダ在住の福建省出身の中国人たちが大活躍している。彼らは日に夜を継いで世界を駆け巡り、祖国に医療用品を送るために我先に、と競っているのだ」

まさに戦時を思わせる書きぶりですね。

指令を受けた責任者の1人は、1月恒例の大宴会が開かれる直前、中国を訪れました。医療用品が枯渇している実情を見るや否や、トロントに飛んで帰り、部下に命令します。「PPEを梱包《こんぽう》ごと買い漁《あさ》れ、いますぐだ！」。同様の作戦はオーストラリアのメルボルンでも、東京でも展開されました。中共は全世界の中国人に、「N95マスクとPPEをバルク（ばら積み）買いして、祖国に送れ」と指示していたのです。

グローバル・ニュースは、指令が出てから6週間のうちに、中国は世界中から20億枚以上のマスクと25億セットの防護用品を買い集めた、と報じています。買い占め作戦は〝極秘〟に進められました。世界が中国の大がかりな買い占めを知ったら、中国で起きている異常事態が露呈するだけでなく、マスクやPPEの価格が暴騰してしまうからです。値上がりを避けるためには、絶対に秘密が漏れてはならなかったのです。

それでも、一部の軍事、諜報《ちょうほう》関係者は中国の策動を摑《つか》んでいました。活動した中国人のなかには、王立カナダ騎馬警察（RCMP）やカナダ安全情報局（CSIS、注・情報機関）が過去に尋問したり、監視対象にしていた要注意人物が含まれていたからです。これを見てもわかるように、各国、特にファイブ・アイズ（アメリカ、イギリス、カナダ、オーストラリア、ニュージーランド5カ国の情報機関による情報共有協定）の国は、普段から中国を徹底的に監視しているのです。

感染が世界に広がると、各国では、市民がマスクやPPEを争うように探し求めました。その結果、4月にはPPE価格は1月に比べて、1000％も跳ね上がってしまいました。

中国は「消防士のふりをする放火犯」である

森下　さもありなん、ですね。日本でも1月以降、あっという間にマスクが街から消えた。買い占めに加えて、中国が国内で製造したマスクの輸出を禁止したからです。中国で現地生産しているアメリカの「３Ｍ」やカナダの「メディコム」なども禁輸措置に遭っていたと聞きました。

長谷川　中国は国内の感染が一段落したあと、逆に感染が広がった国にマスクやＰＰＥ、新型コロナウイルスの検査キットを寄贈したり、医療チームを派遣したりした。日本にも、中国の企業や個人、自治体などからマスクが送られてきました。こうした動きを、日本では「中国の恩返し」と好意的に扱う報道が溢《あふ》れていました。

たしかに、中国で感染爆発が起きたとき、多くの日本企業や自治体、個人が中国に寄贈したので、恩返しの返礼と言えば、言えなくもない。たとえば、東京都は少なくとも33万着もの防護服を中国に送った、と言われています。だが、よく考えてほしい。

感染拡大を隠しながら、世界中でマスクやＰＰＥを買い占め、異常な品不足に各国を追いやったのは他ならぬ中国だった。それも、アメリカの国土安全保障省によれば「意図的に」ですよ。アメリカやカナダの報道でわかったことですが、いまになって日本が、そんな中国からのマスクをありがたく感謝して受け取っているとすれば、あまりにおめでたすぎる。中国は、せせら笑っていたのではないでしょうか。

森下　この中国共産党のマスク外交を、「アメリカ外交政策評議会」の若手研究員、マイケル・ソボリク氏は「消防士のふりをする放火犯」と評していたけれど、言い得て妙ですね。組織的な大作戦によって、あとから仕組まれた消防士がおもむろに登場したのだとすれば「消防士以上の役者」といえます。

長谷川　中国はいま、いち早く疫病から脱出し、「回復軌道に乗った」と盛んに宣伝しています。果たして本当にそうなのでしょうか。中国共産党の足元を揺るがすような事態が、支配層の最深部で進行しているようなのです。極秘のはずの内部情報が相次いで、西側報道機関に漏れているからです。そこも触れておきましょう。

「中国はアメリカの敵意に直面している」と警告した中国現代国際関係研究院

長谷川　AP通信は4月15日、中国共産党のトップ指導者たちが1月14日の時点で「異常な疫病が武漢で拡大している」と知りながら、習近平国家主席は動かず、20日になって初めて声明を出した事実を報じています。この記事の根拠となったのは、APが独自に入手した共産党の内部文書です。

遅れは、この6日間に留まりません。それに先立つ1月5日から17日までの間に、中国全土で数百人の患者が出ていたにもかかわらず、中国の疾病予防管理センター（CDC）は患者の発生を1人もデータ登録していなかったのです。別のメモでは「クラスターのケースは『ヒトからヒトへの感染もあり得る』ことを示している」と記されていました。

これが何を意味するか。中国共産党指導部は1月5日から習近平の公式声明が出された20日まで、実に2週間以上にわたって、感染の実態をほとんど正確に摑んでいなかった。そう読めるのです。では、1月中旬に、何が起きていたのでしょうか。

新型肺炎の感染状況を精力的に報じていた中国メディア、「財新」は1月15日、武漢病院で「放射線科医が50例の新規症例を発見した」と報じています（英シンクタンク「ヘンリー・ジャクソン協会」報告書、前著に所収）。

森下　「財新」は、政府に反抗的なメディアとして有名ですよね。これも要は、メディアを通じて感染情報はすでに国内に流れていたのに、党指導部と官僚組織は実態を把握していなかった、という話になります。

長谷川　中共の最高指導部が感染の実態を摑んでいなかった、という話自体に驚きますが、そんなお粗末な事実が「内部文書の流出によって暴露された」という点に、私は注目しています。ＡＰ通信は今回の新型コロナでは、いくつも特ダネ記事を配信しています。よほど、いい情報源を持っているのでしょう。こういう中共に打撃となる情報がリークされるのは、中共内部に現体制に批判的な勢力が存在する証拠だと思います。

もう1つ、挙げましょう。私は、こちらのほうがもっと重要だと思います。ロイター通信は5月4日、中国のシンクタンクが「新型コロナウイルスの感染爆発によって、中国はアメリカと軍事衝突しかねないほどの深刻な敵意に直面している」と警告している、と報じました。これも内部文書を基にした報道でした。

このシンクタンクは、中国現代国際関係研究院（ＣＩＣＩＲ）という組織です。ただのシンクタンクではなく、中国の情報機関と安全保障政策の全体を束ねる「中国国家安全部」の外郭団体です。１９８０年までは同省のなかに置かれていた、いわば、党直轄の「陰の政策立案機関」なのです。

ロイターは記事を書くにあたって、中国国家安全部にコメントを求めましたが、外部の取材対応に当たる部署がなかったため、コメントは得られなかった、と書いています。これだけでも組織の閉鎖性、秘密性が十分、うかがえますね。

シンクタンクの報告書は4月初め、中国国家安全部を通じて、習近平国家主席を含むトップ指導者たちに提出されました。ロイターによれば、内容は以下のとおりです。

・「新型コロナウイルスの感染拡大を受けて、世界に広がった反中国感情は、１９８９年の天安門《てんあんもん》事件以来の盛り上がりを見せている」

・「その結果、中国は感染が収束したあと、アメリカに主導される反中国感情の大波に直面し、アメリカとの軍事衝突を含めた最悪のシナリオに備える必要がある」

・「アメリカは中国の躍進を『西側民主主義国にとって経済的、かつ安全保障上の脅威』とみなし、アメリカは中国国民の党に対する信頼を失わせることによって、中国共産党による国家支配の崩壊を狙《ねら》っている」

・「新型コロナウイルスの感染拡大で高まった反中国感情は、中国の『一帯一路《いったいいちろ》』構想に対する反発を強める。そこで、アメリカが同盟国への金融、軍事的支援を強化すれば、アジアの安全保障環境は一層、流動化する」

ロイターに書かせる手法を用いて初めて本音を晒《さら》した中国

長谷川　一読して、中国共産党がアメリカとの激突を強く懸念していることがうかがえます。さらに興味深いのは、ロイター記事によれば、報告書が中国の情報コミュニティで「ノビコフ電報の中国版」と受け止められている点です。

話は一挙にさかのぼりますが、ノビコフ電報というのは1946年、当時のニコライ・ノビコフ駐米ソ連（旧）大使が本国に宛《あ》てて送った公電を指しています。大使は電報で、当時のアメリカが抱いている経済的、軍事的野心に強い警告を発していたのです。

米ソ冷戦史の文脈では、ノビコフ電報は当時、モスクワ駐在だったアメリカの外交官、ジョージ・ケナンが国務省に送った、有名な「ケナンの長い電報」に対応するソ連版、と位置づけられています。ケナン電報は「ソ連がアメリカと平和共存を目指す可能性はない」とみて、「ソ連の封じ込めこそが長期的に最善の政策である」と提言していました。ここから、米ソ冷戦が本格的に始まっていきます。

以上から、何が言えるでしょうか？

森下　中国の専門家が「ＣＩＣＩＲ報告」を「ノビコフ電報の中国版」とみているのだとすれば、中国がいまの米中関係を、かつての米ソ冷戦のような「米中新冷戦の入り口に立っている」と認識している、という話になりますね。でも、なぜこの文書はロイターに流れたのでしょうか？

長谷川　ロイターは文書自体を入手していません。記事には「報告書の内容を知る立場にある匿名の情報源に基づく」と書いてあります。つまり、情報源はシンクタンクの報告書そのものはロイターの記者に渡さなかった。けれども、おそらく、逐一、読んで聞かせたのではないでしょうか。文書を渡していたら、情報流出の証拠になりますが、読み聞かせなら、多少なりとも、自分のリスクは防げるという計算があったかもしれません。

それでも、記事の内容はきわめて正確とみていい、と思います。なぜかと言えば、ノビコフ電報に言及した点一つとっても、記事を書いた記者は米ソ冷戦史に非常に深く通暁しています。とてもじゃないが、そこらの並の特派員に書ける記事ではありません。情報源も、そうと知っていて語ったに違いないのです。

情報源は「いま米中関係がどんな局面にあるか」「これから、どんな事態に発展するか」「下手をすれば軍事衝突の危険性もある」とアメリカ、そして実は中国自身にも警告する意図をもってロイターに語ったのだ、と私は考えています。

アメリカは、マイク・ペンス副大統領の2度にわたる演説をはじめ、緊迫する米中関係について、これまで何度も重要な態度表明をしてきました。けれども、中国は「建前でする反発」を別とすれば、本音の態度表明はあえて避けてきたようにも見えるのです。本音を晒《さら》したのは「これが初めて」と言っていいでしょう。「ロイターに書かせる」という控えめな手法を用いながら、「オレたちも深刻に考えている。このままだと軍事衝突になるかもしれないぞ」と胸の内を打ち明けたのだと思います。

ついでに言えば、メディアを使って非公式に警告する、ないし意思表明してコミュニケーションを図るのは、米ソ冷戦時代にも、重要局面でしばしば使われてきた手法です。やり方1つとっても、いよいよ中国も米ソ冷戦を意識してきたのだ、とわかります。

森下　これは、習近平政権の「意図したリーク」なのか、それとも「意図せざるリーク」なのでしょうか？

長谷川　そこはわかりません。仮に意図したリークであれば、「非公式な警告」とも考えられます。逆に、意図せざるリークだったとすれば、習近平政権の足元が揺らいでいる兆候かもしれませんね。情報源は「習政権が続けば、どんな危機を招くか」と内部に向けて警告した、とも言えるからです。

いずれにせよ、こうした中国の内部情報が外部に漏れてくるのは、習近平政権が正念場を迎えている証拠です。指導部はいま、かつてなく緊張しているに違いありません。

トランプ政権は、感染の発生源を突き止めようと躍起になっているようです。本章で森下先生が語られた深い推察は、まず当たっていると思います。焦点の１つは「武漢ウイルス研究所からウイルスが流出した証拠があるのかどうか」になります。

アメリカメディアによれば、国家安全保障局（ＮＳＡ）や中央情報局（ＣＩＡ）などを総動員し、通信傍受を含めて情報収集しているけれど、決定的な証拠の入手は難航しているようです。

トランプ大統領は「研究所からの流出」を証拠で裏打ちできれば、中国を追い詰める王手を握った格好になります。11月に控えた大統領選で中国を徹底的に批判し、あるいは巨額の損害賠償を求めたり、制裁に動く展開もあるでしょう。ただ、発生源を突き止められなかったとしても、少なくとも感染初期段階での隠蔽と証拠隠滅、言論弾圧、それらとセットになった医療用品買い占めなどで、中国共産党の過失責任は十分に追及できるはずです。

第3章　世界のワクチン開発の現状

すでに始まっている各国のワクチン「囲い込み」

長谷川　アメリカのモデルナは7月からフェーズⅢに入ったそうです。これは前回対談のお話では、フェラーリ並みの高級なRNAワクチンだというものでした。それから、オックスフォード大学と英製薬大手のアストラゼネカのグループもいま、最終試験の段階にあると言われていますが、こちらのワクチンはどういうタイプのものでしょうか？

森下　アデノウイルスという風邪のウイルスを弱毒化して使用するワクチンですね。

長谷川　アメリカのモデルナ、イギリスのオックスフォードグループ、この2つについて安倍総理が日本にもワクチンを提供してくれないか、と交渉する、という話が出ていますけど、これについてはどう思われますか？

6月26日には、オックスフォードと組むアストラゼネカがこんな発表をしています。

「アストラゼネカがワクチンの原液を日本に送る。第一三共の子会社でワクチン製造を手掛ける第一三共バイオテック、明治ホールディングス傘下のKMバイオロジクスとMeiji Seikaファルマが供給を担う」

森下　正直、日本勢がつくるワクチンだけでは数が足りないので、海外勢と交渉して日本に入れることにはもちろん賛成です。ただし、どれぐらいの量が入ってくるか不明だし、後は費用と時期の問題があります。また、今回ワクチンと一言でメディアの方はいいますが、実は種類はたくさんあります。それぞれ、メリット・デメリットがあり、特に副作用はかなり異なります。ワクチンの種類による特性をしっかり理解してほしいですね。

海外勢のプライオリティについては、まずは自国民に供給することですが、それに加えて、やはり人道的な観点から感染が流行《はや》っている国に優先して供給するのではないでしょうか。先進各国の動きは迅速です。すでにアメリカはアストラゼネカと合意、1200億円で3億人分を確保しています。イギリスも既に確保していますが、最近ではEUが1億人分を確保したという発表もありました。

なかでもドイツはRNAワクチンを開発しているバイオテクノロジー企業に3億ユーロの出資を決めた。ドイツ政府自ら出資して、その会社の株を購入したのです。

こうした動きを見てもわかるように、すでにワクチンの「囲い込み」が始まっているわけです。アメリカ政府もモデルナの新型コロナウイルス・ワクチンの開発を加速させるため最大約520億円を拠出することを決めているし、ジョンソン&ジョンソンに対しても約450億円を出資すると公表しています。

アメリカ政府自体がワクチン数の絶対数が足りないことから、複数の企業を押さえにかかっている状況なので、日本がそこに入れたとしても、どれぐらい取ってこられるか、時期がいつなのかが不確定ではちょっと心許ない。思惑どおり日本向けに確保できればいいなとは思うけれど、冷静に考えればかなり厳しいと思わざるを得ません。また、アストラゼネカは、日本政府に副作用に関する免責と、日本での臨床治験の省略を申し出ています。副作用の免責とは、アストラゼネカのアデノウイルスによるワクチンで副作用が起きても、アストラゼネカの責任でなく、日本政府が保障することを約束しろということなんです。これが、ワクチン供給の条件だと言っているんですね。また、日本での臨床治験を行うと、供給に時間がかかるので、ワクチンが欲しければ、臨床治験を省略することを約束しろとも言っています。正直、言いたい放題、やりたい放題です。やはり国内ワクチンの開発は重要です。

1番手グループを走っていた米イノビオの脱落

長谷川　そうすると前回お話しされた通り、いわゆる「ワクチン同盟」みたいな動きは、もう現実に始まりつつある、と。それぞれが囲い込みをしているというわけですね。あ、そうだ。アメリカにはモデルナのほかにもう1社、臨床治験に入っているバイオ企業がありましたよね？

森下　イノビオのグループ。これがどうやら、結果は良いのですが、量産化に苦戦しているようなのです。

長谷川　そんな話は、まだ公開されていませんよね。差し支えなければ、イノビオが選定候補から外された理由を詳しくお話ししてくれませんか？

森下　ええ。今回のワクチン戦争が難しいのは、「効く・効かない」プラス「数が供給できるか・できないか」という問題が開発グループに非常に大きなプレッシャーを与えているわけです。

イノビオはわれわれと同じDNAワクチン技術なのですが、DNAワクチンの投与にエレクトロポレーション（電気泳動）といって、人の体の表面に電気を通して遺伝子を入れる方式なのです。この電気泳動で入れる機械が量産できないことが判明して、どうやらアメリカのワクチン選定リストから外れたらしい。アメリカの選定基準は、1億人分がどうも最低ロットになっているようで、ハードルは高いですね。おそらく、これからも同じように予想外のことが起こることもあり得そうです。

われわれのところは、普通の筋肉注射で特別な装置は必要ありません。数に関しては、問題ありません。いま、トランプ大統領の諮問機関のトップとアメリカでのアンジェス社のパートナーであるブリッケル・バイオ社（Brickell社、旧バイカル社）が交渉中と聞いています。

ワクチン製造部品の熾烈《しれつ》な奪い合い

長谷川　そう言えば、世界にワクチン開発グループが150もひしめき合っているいま、ワクチン製造に不可欠な機械や部品の争奪戦になっている、と前回、森下先生からお聞きしました。現状はいかがですか？

森下　モデルナについては、RNAワクチンを安定化させるのに脂質が必要なんですが、大増産しても数が足りない。アメリカ中の化学メーカーに製造を頼んでいるようで、脂質に使う素材の奪い合いが起きています。また、RNAワクチンの保存にマイナス80度の高性能冷蔵庫が必要であることがわかり、世界中から注文が殺到し、品切れになってしまっています。

前回の対談で、長谷川さんに申し上げましたよね。DNAワクチンをつくるための部品、カラムがなかなか入手できないと。タンクのなかで増やした大腸菌をすりつぶしてできたワクチンのプラスミドDNAを抽出する管のことです。これも世界中で奪い合いになっています。実はオックスフォード大学のグループのアストラゼネカのワクチンも製造過程で同じカラムを使用していることが最近判明しました。われわれのグループは日本中のカラムをほぼすべてを押さえてしまったから、アストラゼネカが日本でワクチンをつくろうと思ってもなかなか入手できないでしょうね。おそらく、アメリカから他の部品も輸入するのではないでしょうか。

長谷川　水面下では凄《すご》いことになっているんですね。

森下　本当にさながら戦争状態です。それでいま、世界のワクチン製造企業が何を押さえにいっているかというと、それはボトル。ワクチンを入れるボトルがまったく足りない。

長谷川　それは何製、何でできているんですか？

森下　ガラス製（笑）。しかしながら、今回のワクチン戦争では、とりあえず10億個も必要なのです。おそらく、来年までだと80億個です。

長谷川 どのくらいの大きさですか？……通常のコップよりもはるかに小さいでしょうね。

森下 でも、そうしたボトルはワクチンのみならず、他の医薬品にも使われますから、量が足りない。ワクチンを打つ注射針も足りない（笑）。加藤厚労大臣が、針の増産を各メーカーにお願いしたという報道も出ていますよ。最近、厚労省がワクチン製造企業に対して、面白いことを要請してきました。各社にボトルの色を決めろと言ってきたのです。

長谷川 色？

森下 要するに、各社ごとにボトルの色を統一しろということです。同じ色を使われると混乱するからね。何色がお宅はいいか、前もって決めてくれというわけ（笑）。

長谷川 いや、ワクチンの開発現場では、全然、マスコミが報道していない、さまざまなことが起きているのですね。

森下 世界中でボトルの奪い合いが起きている1つの要因は、中国がボトルを一切輸出しなくなったことでしょう。絶対に中国はボトルをつくりまくっていますね。

長谷川 大事なことだから聞きますが、ワクチン製造に必要な部品については、すべて日本が国産でつくれるものなんですか？

森下　現状、できません。

長谷川　何ができないのでしょうか？

森下　中国とアメリカのサイティバ（Cytiva：旧ＧＥヘルスケア・ライフサイエンス）がつくっている、専門のチューブみたいなものです。サイティバと中国が基本的には供給していて、もう中国から出てこないので、その旧ＧＥ製の部品が世界中で奪い合いになっています。それは他のワクチン製造企業にも必要のようです。

長谷川　アンジェスはそれを確保したのですか？

森下　われわれが約束している数十万人分は確保できています。さらに１００万人分程度までは確保しかかっていますが、それでは将来的に間に合わないから、実は国産に切り替えようと計画しています。

長谷川　ですよね。つまり本当の奪い合いになったら、やっぱり全部日本でつくれないと、心配じゃないですか。

森下　けれども、国産化で全部まかなえるかはわかりませんし、あまり国産化、国産化というと、われわれに回してくれなくなるかもしれません（笑）。要するに、国産でつくり始めていると言うと、向こうが優先順位を下げてしまうでしょう。だから、表向きには言えないという凄い戦いなのですよ。こんなこと言って大丈夫かな（笑）。

長谷川　軍事作戦と一緒だ。

オールジャパンが集結した「チームアンジェス」

長谷川　では、アンジェス企業連合については、先般ＩＲ（投資家向け広報）で発表されたようですけれど、現状はどういうふうになっているのでしょうか？

森下　われわれのチームは計14社。私が創業した大阪大学発ベンチャーのアンジェス、タカラバイオ、ダイセル、新日本科学、ＥＰＳホールディングス、フューチャー、ファンペップ、ヒューマン・メタボローム・テクノロジーズ、スリー・ディー（３Ｄ）・マトリックス、ペプチド研究所、ＡＧＣ（旭硝子）、シオノギファーマ、サイティバ（Cytiva）社などオールジャパンのメンバーでＤＮＡワクチン・プロジェクトに臨んでいます。今後も、まだまだ増えてくる予定です。

まず大阪大学の研究チームが中核となり、研究開発を行う。実用化に関しては、アンジェスが行います。プラスミドDNAを商業化した経験があるので、取りまとめ役で、製造・発売元はアンジェスにします。製造に関しては、タカラバイオさんに中核になっていただきますが、タカラバイオさんの施設だけでは足りないため、旭硝子さん、シオノギファーマさん。それから、カネカさんにも加わってもらいます。

長谷川　カネカ。それは製造段階でしょうか？

森下　そう、製造段階。少なくともこの体制ならば、来年夏の東京五輪までに300万人分から1000万人分まではいけそうだと踏んでいます。こうして多彩な企業連合を組んできたことで、製造に関してはかなり目途《めど》が立ってきましたね。加えて、先ほど名前が出てきたアメリカのサイティバという世界的なバイオ部品メーカーが、アンジェスのパートナーとして、日本用の部品を供給してくれる運びとなりました。これでさらに大量生産に向けた体制が強化されます。

長谷川　以上が製造関係ですね。

森下　一方で、「前臨床試験」という動物の試験を行ってくれるパートナーが新日本科学さん。それから、臨床試験に関してはEPSさん。

長谷川　全部日本の企業ですね。

森下　ええ、サイティバ社を除けば、全部国内の企業。それから、デバイスに関してはダイセルさん。デバイスとは注射のこと。ダイセルさんは、火薬を利用した針なし注射器をつくってくれています。動物実験で、ＤＮＡワクチンの使用量が減らせる可能性が出てきています。もし、使用量が10分の１になれば、いまの製造量でも、１億人分カバーできる可能性が出てきました。また、どういう指標が動くとワクチンの効果があるかを調べる目的で、ヒューマン・メタボローム・テクノロジーズさんという会社に入ってきてもらいました。

後は、今回のワクチン臨床試験の投与前の抗体有無の確認ができる抗体検査のキットを持っている、スリーディー（３Ｄ）マトリックスさんという会社。ワクチンの数が足りないので、コロナに対する抗体を持っている人に打つともったいないことと、副作用を減らすことがその目的です。

さらに第２世代のＤＮＡワクチンを開発するという目的でファンペップさんという会社と、それからＡＩコンサルティングのフューチャーさんとバイオベンチャーのペプチド研究所さんが加わっています。以上がアンジェス企業連合の全容です。

長谷川　すでにこれは全部公開されているのですか？

森下　カネカさんを除いては公開されています。本当にオールジャパンの企業連合になりました。

長谷川　名称はアンジェス企業連合でよろしいのですか？

森下　私は、個人的にはチームアンジェスだけれどね（笑）。

すでに始まった国産ワクチンの臨床試験

森下　そのアンジェス企業連合にＡＭＥＤ（エーメッド、国立研究開発法人日本医療研究開発機構）のお金も入ってきています。それから大阪市、大阪府と、ワクチン開発に関する協定を結んでいて、大阪市内での治験が６月30日から始まったわけです。

長谷川　市と府の協定は、大阪市立大学で治験を行うためですか？

森下　全体のつかみとしては、阪大、公立大学法人大阪（府大・市大の合併）、それと府立と市立の病院機構、それから大阪の府と市の６者協定で、治療薬とワクチン開発に関して全面的に協力しましょう、という枠組みがあるわけです。そのなかの１つがアンジェスと大阪市立大学との治験協定ということ。

長谷川　うん、なるほど。ここらあたりはおそらく投資家の皆さんも非常に関心の高いところでしょう。企業連合というのはね。

森下　そう。下手にしゃべるとえらいことになります（笑）。フライングできないからね。ワクチン製造についても来年7月、8月には、300万人分つくるという話になっているのではないかな。オリンピックまでに。

長谷川　それで6月30日から始める治験は、何と呼ぶのですか？

森下　「第1／2相」臨床試験と言います。

長谷川　「第1／2相」臨床試験の実施は何人ほどで行われるのですか？

森下　それは30人。

長谷川　それは大阪市立大学ですか？

森下　ええ、市大です。

長谷川　それが6月から始まって、その後は？

森下　その後は8月に大阪大学で、今度はワクチンの打ち方を工夫した試験がまた始まります。小規模なものですがね。それと、10月からは大規模な臨床試験が行われます。これが「第2／3相」臨床試験もしくは「フェーズⅡ／Ⅲ」臨床試験と呼ばれるもので、こいまの予定だと５００人程度で行われます。また、先ほど述べたダイセルさんの器具を利用して使用量を減らせることが可能か確かめる臨床試験も計画しています。

長谷川　場所は大阪で？

森下　大阪と東京。おそらく同時期にアメリカでも始めるかもしれません。

長谷川　それで、日本の一般国民にはワクチンが届くのはいつ頃になりそうなのですか？

森下　来年の春から秋の実用化を目指す、というのが一応われわれの目論見です。

年内に始まる第２世代ワクチンの治験

長谷川　問題はワクチンの効果ですけれど、動物実験においては〝抗体〟が出来上がったと発表されています。そこのところを、もうちょっと詳しく教えてください。

森下　ワクチン投与によって、新型コロナウイルスのＳタンパク（ウイルスが細胞に入るためのトゲ）に対する抗体があることはわかってきました。実際に、新型コロナウイルスの感染を防げる中和活性であることも確認できました。また、抗体の増加も、新型コロナウイルスに罹患《りかん》されて治った方のレベルと同等以上であることも、既にわかってきています。これらの内容の詳細は、今後論文で発表していく予定です。モデルナやイノビオもデータを公表していますが、同様の結果で、われわれとしては、十分ワクチンとして機能すると思っています。

今後同じような結果を、実際にＤＮＡワクチンを投与した方で確かめていく予定です。ただ、1万人単位の臨床試験で実際の感染率をみる試験は、現在の日本の感染率でみることができないので、海外で行わないといけないかもしれません。

長谷川　それで、いまのところの見通しはどうなのですか？

森下　順調です。ワクチンとしては、効果があると思いますので、今後はどれくらいのワクチンの供給量を確保できるか、単価としてどれくらいがワクチンのコストになるかに焦点が移ってきています。そのために、第2世代のＤＮＡワクチンも、年内に治験を始めたいと思っています。方法は、2つあります。1つは、先ほど述べたダイセルの針なし注射器による皮内投与のワクチンです。うまくいけば、投与量が10分の1に減り、1億人分のワクチンが確保できるかもしれない。

2つ目は、ＤＮＡワクチンとペプチドワクチンの組み合わせです。われわれはＤＮＡワクチンのテクノロジーを使っているわけだけれど、それだけではありません。ＤＮＡ

ワクチン単独でなく、われわれはDNAワクチンにペプチドワクチンを組み合わせて、抗体価を上げる技術をもともと持っています。それがアンジェスの強みなのですが、この開発には時間がかかることから、まずはDNAワクチン単独のものを第1世代として走らせているのです。

でもありがたいことに、DNAワクチンにペプチドワクチンを組み合わせた第2世代ワクチンも年内ぐらいに治験に入れそうなのです。そうするとこちらは、コストを大幅に削減できる可能性が出てきました。

われわれの戦略は、第1世代、第2世代とも、新型コロナウイルスに対するDNAワクチンは同じものを利用する。いま仕上げにかかっている第1世代も基本的にDNAワクチンだから、そこは先につくっておいても無駄にはならないので、構わない。たくさんつくっておいても無駄にならないんです。その上に、コスト削減と供給量増加のために、投与デバイスや一緒に入れる添加剤を変えていく。DNAワクチンを開発している他のグループで、うちのようなことをやっているところはありません。これは世界でまったく〝オリジナル〟な展開といえるでしょう。

長谷川　確認しますが、第1世代と第2世代の違いとは、ペプチドワクチン？　これを入れるかどうか、ですか?

森下　そうです。ワクチンの世界では「ブースター効果」という生物学用語がよく知られています。要するに、1回つくられた免疫機能が再び抗原に接触することにより、さらに免疫機能が高まるのです。日本語では追加免疫効果といいます。このブースター効果をペプチドでやらせることができるのが、実はうちの強みなのですよ。こういうことに取り組んでいるグループは他にはありません。

長谷川　これまで、何の研究でそのような技術を磨かれたのですか?

森下　もともとアンジェスは高血圧のDNAワクチンを開発しているんです。現在は、オーストラリアで臨床治験のフェーズ1／2を実施しています。その開発中に、ペプチドワクチンとDNAワクチンの相性が良いことを見つけて、もうパテントも取っています。ペプチドを加えると抗体価が単独より上がるところに関しては、われわれのオリジナルなのですよ。

いまはそのペプチドを選んでいる最中です。というのは、ちょっと専門的ですが、Sタンパク全体でワクチンをつくった場合、中和抗体ができてきて、非常に効果が高いことが既にわかってきています。それについてはモデルナもイノビオも認めていて、かなり確実になってきているのです。

ところが、Sタンパクそのものをペプチドで入れると、非常に大きくなることから、適宜カットして取り入れなければならない。そうすると、出来上がった抗体がもともとのDNAワクチンと同じタイプかどうかがわからないから、それをまず確認しなければなりません。その実験を行うのにちょっと時間がかかって、年内いっぱいの見込みなのです。でも、それができると同じ抗体価でも、DNAワクチンの使用量を5分の1とか10分の1に減らすことができる。

長谷川　素人考えでは、動物実験でたしかに抗体ができたと聞いただけで、これはかなりうまくいっているのではないか、と思ったりするのですけれど（笑）。

森下　まだ論文にしていないので、詳細はお話しできませんが、われわれのデータも非常に良いです。そのうえ、先にふれたように先行しているモデルナとイノビオが臨床治験でも中和活性ができて、抗体価もしっかり上がっていると認めている。Sタンパク全体を入れているという原理は一緒ですから、うまくいくだろうと考えています。

コロナワクチン接種は有料⁉

長谷川　アンジェスの企業連合についてはお聞きしました。あと、政府はそれでワクチン効果が出るとなると、どういうふうに関わってくるのですか？

森下　そこは本当に神のみぞ知るですね。どうするのでしょうね（笑）。

長谷川　政府は、たとえば単純な話、アンジェス企業連合が生産したワクチンをすべて買い取ります、といった感じなのでしょうか？

森下　いえ、今回の第2次補正予算で、ワクチン生産の費用として1377億円が計上され、公募で5社程度を選定するということでした。単純に割ると1社平均で275億円ぐらい。でも、本当に公募に5社も出してくるところがあるのか、あるいはいまの進《しん》捗《ちょく》スピードでスケジュールが間に合うのかと、個人的には思いますね。なぜなら、まだそのステージに至っていないように思います。

長谷川　それはよそのグループがアンジェスと同じようなレベルで競争しているのか、といったら、まったくそうではない、ということですね。

森下　私もメディア情報でしかわかりませんが、全然、到達レベルが違う。

長谷川　1377億円が単純に5分の1とか6分の1とかいう話にはならないだろう、と。開発度合いが違うのだとしたら、私もそう思いますね。

森下　いや、どうもそういう分けかたをするみたいです。ですから、タナボタというか、濡《ぬ》れ手で粟《あわ》の会社が数社出てくる。つくづく思いますよ、「大手っていいなあ」って（笑）。

長谷川　それは悪平等というか、政策目的から考えてもおかしいと思いますが、そこはひとまず措きましょう。そうやって政府がワクチン生産に拠出するとして、まずおそらくアンジェス企業連合が日本の一番手でDNAワクチンを完成する運びになる。当然、そのときのワクチン生産の全量を政府が買い上げる、という話になっているのでしょうか？　先刻、神のみぞ知るって言われたけれど、本当のところはどうなのですか？

森下　それが本当にわからない。どうする気なんだろうね。買い取りがあるのかないのかも、全然わかりません。

長谷川　買い取りがあるならば、政府がお金を出して全部を買い取って、それを国民に接種するという、そういう仕組みになりますよね。

森下　でも、ワクチン接種について全額政府が持つのか、あるいは自費なのか、そんな話は一切出ていません。まだ、どこからも。

長谷川　これまでのインフルエンザ・ワクチンは、どうでしたか？

森下　原則、自己負担でしょう。接種費用に関しては、法律により一定の価格設定が禁じられているため、医療機関ごとに異なりますが、とにかく自費。健康保険は適用されない。たしか肺炎球菌ワクチンの場合、65歳の人についてのみは政府が負担している。これは公費負担ですね。

長谷川　たとえば、少し前に発生した鳥インフルのときのワクチン製造については、政府はお金を出して支援したのですか？

森下　しましたね。

長谷川　じゃあ、政府が支援した例はあったんだ。

森下　あったのだけれど、またそれが問題なのです。政府は設備費については拠出したけれど、ランニングコストは出してくれなかったから、大赤字で困っているバイオ関連企業があるのです。維持するのに何十億円もかかるからね。ところが、鳥インフルなんて毎年出るわけではありません。

長谷川　なるほど。そういうことなのですか。

一口に政府の支援と言っても、実はいろいろ問題があるんですね。一般国民は、こういう部分をまったく知らない。でも、今回のコロナで国民のワクチンに対する関心は異常なほど高まっている。東京について言えば、どうやら第2波が来たようなので、ますますそうでしょう。つまり「ワクチンと治療薬がない限り、この感染症は根本的に克服できない」と理解している。

外交、国防、産業育成が絡むワクチン行政

森下　ですから、私は日本にもアメリカのCDC（Centers for Disease Control and Prevention：アメリカ疾病予防管理センター）みたいな組織が必要だと強く思っています。日本版CDCがね。

長谷川　日本版CDCがあると、どうしていいのですか？

森下　ワクチン行政が〝一貫〟してできるからです。これまでお話ししてきたように、ワクチン行政には外交も絡んできて、厚労省だけで判断できる範疇《はんちゅう》ではありません。また、外国人の入国問題、さらには国防問題も絡むでしょう。さらには経済産業省も絡んでき

ます。

長谷川　経済産業省がどうして？

森下　ワクチン産業の〝育成〟という観点が必要になるでしょう、これから先は。それから、先刻言及した部品のところも含めて、国産にするかどうかとかね。これだけ総合的な話になってくるから、もう完全にビヨンド厚労省なのですよ。

長谷川　そうですね。そうすると、2015年にスタートしたAMED（国立研究開発法人日本医療研究開発機構）はどういう目的で設立されたのでしょうか？　AMEDは厚労省の全額出資ではなかったのでしょうか。

森下　あれは、全省庁で一括した研究開発に対するグラント（補助金）を出す機関として、アメリカでいうNIH（アメリカ国立衛生研究所）みたいなものです。これはそういう意味では一本化されています。けれども、ここはあくまでも研究開発の費用だけで、何か物事を決める政策決定機関ではありません。

長谷川　でも、すでにアンジェスが受けた研究支援はAMED経由なのでしょう。AMEDは全省庁というほど多くの省庁が絡んでいるわけですか？

森下　正確には経産省、文科省、厚労省がメインですけれどね。建前上は、ほぼ全省庁ということになっています。

長谷川　そういうふうに経産・文科・厚労が絡んでいるとなると、この後の公募で5社程度を選定し、1377億円を拠出するときに、すったもんだがあるかもしれない。それぞれの省で、違った思惑があるから。

森下　たしかにうちは支援をAMED経由で受けたけれど、あくまでも研究開発ですからね。要するに、AMEDは何万人分のワクチンをつくりましょうとか、ワクチンの優先順位をどうしますかとか、そういうことを決める組織ではないのです。いまのところ、そうした組織は日本には存在していないわけです。

長谷川　ああ、そうか。研究開発とワクチン配分のような実際の業務執行は別なんですね。そういう話を聞くにつけても、日本は「ワクチン後進国」のように思えてきました。仮に日本版CDCが新設されるなら、画期的なことなのですね。これだけ、マスコミも連日、大騒ぎしている割には、いまのような根本的な体制というか枠組みの話はほとんど報じられていません。マスコミの問題意識が、やや近視眼なのでしょう。

日本版CDCを速やかに新設せよ！

森下　国はこれまで真剣に感染症対策を考える気がなかったのでしょうね。鳥インフルのときも、SARSのときも、MERS《マーズ》（中東呼吸器症候群）のときも、それほど危機が迫らなかったので、日本政府は〝他人事《ひとごと》〟でしたから。

長谷川　なるほど。そうすると今回は安倍政権の役割、責任がことのほか大きいわけだ。

森下　大きい。しかも、厚労省に丸投げするのでは意味がないから、やはり内閣官房かNSC（国家安全保障会議）の下に据えるしかない。あるいは、NSC並みにしないと意味がありません。

長谷川　そうか、NSC並みにね。

森下　なぜなら、これから先、ワクチン問題は外交の〝中核〟になっていくからです。これからは、あるパンデミックが世界的に流行した場合、ワクチンを打った外国人だけを入国させるとか、出国する日本人についてもワクチンを打った人しか行けないといった「相互協定主義」になるでしょう。そうなると、日本で国産ワクチンが実用化しないと、相手国からおかしな〝条件〟をつけられる危険性が出てきます。日本が不利な条件を呑《の》まされる恐れがね。

長谷川　話のスケール感からも、とても厚労省には手に負えないな、これは。

森下　厚労省は絶対そう思っているでしょうね。

長谷川　経済産業省でも、ちょっと無理かな。無理でしょうね。

森下　これは外交が大きく関係してくるから。

長谷川　だからといって、外務省が仕切れる話かといったら、それも無理だなと思います。であれば、本当に優秀な人間を集めて、内閣官房に新たな組織を立ち上げることを考えてもいいかもしれない。内閣官房は、もともと各省の寄せ集めみたいなものですけど、それなりに優秀な人が集まっていますね。各省も政権中枢の情報が欲しいから。

森下　そうです。少なくとも5年という「時限」措置でもいいから、可及的速やかにつくらないと、日本は危ないと思う。

長谷川　ですよね。

森下　ウィズ・コロナ、アフター・コロナは乗り切れない。それは明確だと思う。本当は健康医療戦略室でもいいのだけれど、でも本来ここは疾病対策とかを担うところではありません。

だから、私が提唱する日本版CDCはどちらかというと実行組織になってしまう。そういう意味では、NSCに非常に近い。やはりアメリカみたいにトップの下に置かなければ意味がないわけです。総理、内閣官房に直結で置かなければ、何も決まらないですよ。

長谷川　いや、アンジェスを中心として企業連合、民間のほうはどんどん走っているのに、実はワクチン行政を仕切るはずの政府の対応がまったく遅れているというか……非常に心許《こころもと》ない。

森下　そう。アメリカからワクチンを輸入するのだって、日本版CDCをつくって、優先順位を決めて、いくつをいつまでに必要なのかを決めなければならない。厚労省では決められません。

長谷川　CDCのような組織がないいま、とりあえずいま官邸のなかで、ワクチン事案全体を見ているのはどなたなのですか?

森下　多分、樽見《たるみ》(英樹《ひでき》)さんになるのかな。前の医薬・生活衛生局長。3月から内閣官房新型コロナウイルス感染症対策推進室長に就任しています。

長谷川　少なくとも、いま森下先生から聞いたような問題のスケールは、総理なり官房長官なりはわかっていらっしゃるのかしら？

森下　それはわかりません。正直、官房長官マターだとは思いますがね。そうでないと、やっていけないと思うから。

長谷川　しかも、ちょっと不慣れな官房長官では無理だと思う。つまり、役所の動きかたやそれぞれの特性や思惑を知悉《ちしつ》している人でないと仕切れないですね。

森下　仕切れない。繰り返すけれど、時限立法で良いから、今後5年間はつくっておかないと、本当にしんどいと思いますよ。

長谷川　なるほど。先般、総理がモデルナだの、オックスフォードだのとおっしゃったのは単に思いつきで口走ったってことなのでしょうかね。

森下　いや、それは私にはわかりませんよ（笑）。トランプさんから「ちょっと分けてやる」と言われたのかもしれませんが（笑）。その「ちょっと」が100万人分なのか、10万人分なのか1万人分なのかで、えらい違いなのだけど。

長谷川　なるほど、それはちょっと大きな話ですね。

森下　少なくとも100万人分ないと役に立たない。仮に1万人分になると、かえって取り合いで喧嘩《けんか》になるだけです。

長谷川　いまの話を聞いて思ったのは「新型コロナが収まらないと、政権交代もないかもしれない」ということです。国民の命と健康が脅かされている状態が続いているのに「政権は交代します」なんて話が通用するでしょうか。私は「通用しない」と思う。だって、それでは「政治の無責任」という話になってしまうでしょう。自民党という政党はその点、案外、柔軟というか融通無碍《ゆうずうむげ》なところがあって、しかも、若手はともかく「政治は国民のためにある」という根本をしっかり理解しているベテランもいる。

もしかすると、安倍首相ご自身は辞めるつもりでいても、辞められないかもしれませんね。コロナが収まらないと、総選挙はもちろん、政権交代もできないかもしれない。そうなると、総裁は3期9年までとする自民党の総裁規程を変えて、臨時的に暫定4選という可能性もあるかもしれない。少なくとも、内閣官房に新組織をつくるなんて話は、新米総理には荷が重すぎます。霞が関全体を相手にするわけですから、簡単に仕切れない。それと、中国にどう向き合うか、という別の大問題もある。これについては、また後の章でお話しすることにしましょう。

第4章　国策としてのワクチン開発

ヨーロッパで形成されつつある「ワクチン同盟」

長谷川　アメリカと欧州について、もう少し詳しくお聞きしたい。欧州などはワクチン同盟の本質的な問題をきちんと認識しているから、囲い込みに入っているわけですね？

森下　そうです。囲い込みに入っているし、単にお金を出すだけでなく、先ほどもちょっとふれたとおり、6月にドイツ政府はバイオテクノロジー企業で、アメリカからの買収が取《と》り沙汰《ざた》されていたキュアバック社の約23％の株式を3億ユーロで取得しています。これでキュアバック社は実質的なドイツ政府管轄の持分法適用企業になった。同社が手掛けるワクチンは、米モデルナと同じＲＮＡワクチンと聞いています。

　同社がナスダック市場に上場準備を進めているのを懸念したドイツ政府が動いたのです。要は、ナスダックに上場するとアメリカの投資家に買われてアメリカ企業になってしまうのを、ドイツが阻止した格好ですかね。

長谷川　ドイツはすごいですね。ナスダック上場の意味をちゃんと理解している。ということは、そのベンチャーがオックスフォードのワクチンを扱うのですか？

森下　それはまた別。オックスフォードとアストラゼネカのグループはアデノウイルスによるワクチンで、キュアバックのはＲＮＡワクチンですから。ここはまた別のワクチンを開発しています。

長谷川　別のですか。ということは、ドイツは国策会社でワクチンを開発しようとしている。

森下　そうです。言葉を換えれば、ドイツはトランプにその会社を取られないように動いた。アストラゼネカのワクチンはこれまでイギリスだけが買っていたのだけれど、今回アメリカが買ったことから、慌ててＥＵは１億人分を事前購入するという約束を申し出た。欧州ではドイツ、フランス、イタリア、オランダの４カ国が「ワクチン同盟」を結成。すでにアストラゼネカから３億〜４億回分のワクチンを確保することで合意しています。

長谷川　日本も慌てて手を挙げて、オックスフォードとアストラゼネカのグループのワクチンを供給してもらう、と発表されてはいます。でも、そちらの協議に入る前に、そもそも、日本の国産ワクチンについて、どういうスタンスで政府が関わっていくのかを決めるのが先だ、と思いますよ。

政府は国産ワクチン完成の意味合いがわかっていない⁉

森下　本当はね。日本でワクチン開発を行わないといけない大きな理由の1つは、国産ワクチンが臨床試験に入るだけで、日本政府と外国のワクチンメーカーとの交渉が格段に楽になるからです。

長谷川　どうしてでしょうか？

森下　自国のワクチン完成の可能性がゼロで外国製を買うのと、「じゃあいいよ、いずれウチもワクチンを国産化するから」ではまったく相手の反応が違うわけです。トランプのカードでいえば、ワクチンの手持ちゼロとは、全オープンしている状態でプレイしているようなものなのです。これが、国産ワクチンが臨床試験に入った瞬間に、一応手持ちフダを隠せる。怪しいと思われながらもね。でもそれだけで、何百万人分のワクチンの輸入が増えるわけです。正直なことを言えばね。
だって、先に国産ワクチンが完成すれば、相手は市場を確実に失うのだから。値段だって、大仰でなく半分ぐらいになってしまう。

長谷川　ああ、そういうことですか。「日からうろこ」のような話ですね。

つまり、「美味《おい》しい日本のマーケットがある」という環境と、日本が国産ワクチンを実用化するから「日本のマーケットが消えるかもしれない」という環境とでは、海外のワクチンメーカーにすれば、雲泥の差だということですね。

つまり戦略的なところがまったく認識できていない。どうなっているんだという話だ。安倍さんはともかく、本来はその下の官僚たちが戦略的に考えなければいけない。安倍さん本人は物事を戦略的に発想する人ですから、きちんと説明を受ければ、すぐ理解する、と思いますけど。

森下　だから国産ワクチン候補として、アンジェスがあって、シオノギがあって、1億人分のワクチンができるとわかった瞬間に、値段なんてあっという間に半分になる。そんなのはわかり切った話でしょう。だってこれはインディアンポーカー（注・自分の手札は額に掲げて、自分は読めないが、相手のカードは読める状態で勝負する心理的なカードゲーム。この場合は自分のカードはわかっているが、相手のカードは読めない状態）なんですよ。国産ワクチンのカードが1枚でもあれば、ひょっとしたら負けるかもしれないと思って、外国勢は日本に早く購入を約束させたいわけです。ここにきて、アストラゼネカと日本政府の交渉の内容が少し漏れてきました。前にも述べたようにアストラゼネカは、日本政府に副作用に関する免責と、日本での臨床治験の省略を申し出ています。副作用の免責とは、アストラゼネカのアデノウイルスによるワクチンで副作用が起きても、アストラゼネカの責任でなく、日本政府が保障することを約束しろということなんです。これが、ワクチン供給の条件だと言っているんですね。それで、加藤厚労大臣が弁護士を入れたチームを作って交渉すると発表した。また、日本での臨床治験を行うと、許可を日本で取るのに時間がかかるので、年内に日本がワクチンが欲しければ、臨床治験を省略することを約束しろとも言っています。正直、言いたい放題、やりたい放題です。

長谷川 ワクチン行政で、政府がどうも頼りにならない、というのでは困ります。だって、支援体制を含めて、いまのような話は「政府にしかできない仕事」でしょう。「戦略的云々」と大袈裟《おおげさ》にブチ上げるわりには、結局は何もなくて、「言うだけ番長」で終わっているみたいな（笑）。先般、自民党の政務調査会のなかに、岸田文雄さんが本部長、甘利明さんが座長になって「新国際秩序創造戦略本部」が立ち上げられましたが、これもどうなることやら。

森下 おそらく国防という〝発想〟がないのでしょうね。

長谷川　国防、国益、あるいは安全保障という概念がないのか、問題意識が乏しいんでしょうね。もちろん、これはワクチンに関してですけど。

森下　しつこいようだけれど、ワクチンが戦略物資というコンセンサスが整ったとき、カードを持っている国は断然立場が強いけれど、持っていなかったら、影響力はゼロですからね。本当は年内には確実にこれだけ入ってくるとか、〝ブラフ〟でもいいから外に向かってブチ上げないと勝負にならない。そんな駆け引きもできないから、買えるものも買えなくなってしまう。実際中国は、アデノウイルスによるワクチンを、まだフェーズⅡが終わったばかりのものを人民解放軍限定で承認して接種を始めました。どこの部隊に接種しているのか、すごく興味がありますよね。米軍も、沖縄の普天間《ふてんま》やキャンプハンセンでクラスターが起きている。ひょっとしたら、米軍にも先行投与を始めるかもしれません。

長谷川　そこが一番ヤバいと思う部分です、私的には。

インフルエンザ・ワクチンを手掛けた4社

長谷川　そのあたりについて、たとえばシオノギとか大手の製薬企業はわかってらっしゃるのかしらね？

森下　私には、そのあたりはわからないですね。ただ、インフルエンザ・ワクチンには興味があると思いますよ。

長谷川　え、それはどういう意味でしょうか？

森下　インフルエンザのワクチンは4社連合という、いわゆる古参企業が牛耳っていて、いまだに新規参入ができないのです。シオノギは昨年10月、ワクチン開発を手掛けるUMNファーマを株式公開買い付け（TOB）で完全子会社化しました。UMNファーマは、かつてアステラスと組んで、インフルエンザ・ワクチン分野に参入しようとしたのですが、検定で落とされました。ワクチンとして不可とされ、UMNファーマの経営が危うくなり、シオノギに身売りしたんです。

長谷川　要は、その4社連合の壁に阻まれたわけだ。ちなみにその4社とはどこですか？

森下　「タケダ」。旧化血研の「KMバイオロジクス」、ここは明治系。それから「北里第一三共」。4つ目が旧阪大微研と田辺三菱製薬の「BIKEN」です。

長谷川　これが大手なんだ。インフルエンザ・ワクチンの世界では。

森下　というか、これしかいないのです。この4社でずっとインフルエンザ・ワクチンを製造してきています。日本には、ワクチン製造メーカーはあるのですが、ワクチン研究企業がなかったんですね。今回研究メーカーがないことが、新型コロナウイルスに対するワクチンの開発の足かせになっています。今後日本でも、国産ワクチン開発に向けて、ワクチン研究企業を育成する必要があると思います。

長谷川　部外者にとっては、ものすごく興味深い話です。

ワクチン入手に奔走するASEAN《アセアン》諸国

森下　いまワクチンに関しては、日本の周辺国が新型コロナウイルスのワクチンを買えず、血眼《ちまなこ》で売り手を探している感じがします。少し前に台湾がアプローチしてきました。台湾はどこからもワクチンが入らず、困っているようですね。

ある台湾の製薬会社の人が来られて、やはりワクチン輸入が難しいので、台湾で生産したいと言っていました。フィリピンもドゥテルテ大統領に近い人が来て、同じような話をしていた。一番熱心なのはシンガポールでした。シンガポール政府が全額を出すから、ワクチン工場をつくってくれと言い出しています。それほどＡＳＥＡＮ（東南アジア諸国連合）各国は切羽詰まっている。結局、いろいろと手を尽くしてみても、なかなかワクチン購入を早期にすることが難しいということが明確になってきたということでしょう。

長谷川　え、ちょっと待ってください。そんなに各国から森下さんのところに相談というか、商談が来ているんですか。びっくりしました。要するに「頼るなら日本だ」という話ですか。

森下　そうそう。日本しかないですからね。だから、そういう要請がいっぱい来ているのです。最近では、中南米の国も複数大使館からコンタクトがありました。

長谷川　そんな話は初めて聞きました。まだ公表されてないですよね？

森下　公開されてない。

長谷川　いつ頃公表されるのですか？

森下　わからない。

長谷川　これは特ダネです。この対談本が出版されるまで、待ってもらってもいいですか（笑）。

森下　ギリギリかなあ（笑）。まだ相談だけで、決まったわけではないので。

長谷川　ＡＳＥＡＮ全体で考えると、とんでもない数になりますよね。

森下　そうです。インドネシアだけで世界第４位、２億６４００万人も抱えています。ＡＳＥＡＮ10カ国でたしか６億５０００万人（２０１８年）はいるでしょうから。おそらくＡＳＥＡＮ10カ国のすべてが日本政府に要請してくると思う。
　なぜなら、アジアでワクチン開発しているもう１つの国が中国ですからね。フィリピン、ベトナム、台湾、マレーシア、ブルネイなどが南シナ海の領有権で争っているから、中国製のワクチンは嫌でしょう。

長谷川　それは、ぜひ総理に進言したいですね。新型コロナワクチンが同盟の促進剤になりますよ、と。アジアの各国がワクチンの重要性を理解しているのに「日本は国民の命と健康を守ります」だけでは、ちょっとナイーブすぎる。国民だけでなく、この際、せっかくのチャンスなんだから「国家の存在感」も高めないと。

森下　繰り返し言うけれど、結局、東南アジア諸国は今回欧米先進国に見捨てられているのです。本来はアメリカが助けてくれるのだけれど、今回はそれがない。でも、中国からワクチンをもらうことは非常にヤバいと思っている。だから、それを予測している中国はアフリカに大量に配ろうとしている。本当は日本が東南アジアでの〝プレゼンス〟を上げる絶好のチャンスなのです。

長谷川　仮に日本がワクチンを供給できれば、南シナ海周辺国を一挙に味方につけられるじゃないですか。これこそ「ワクチン同盟」「ワクチン外交」です。日本の国益を増進するだけでなく、そもそも彼の国を助けるという話ですから、悪いことは何もない。

森下　彼らは貧困だから、感染拡大を押さえ込めない。避けられない。そうすると、経済が持たないのはわかり切っている。みんな「明日はブラジル」ですからね。

長谷川　ただ、聞くところによると、ベトナムとかタイでは感染者は意外に少ないようですね。

森下　いまはね。けれども、いつまで少ないかはわからない。

長谷川　タイは感染者が少なくても、警戒しているのは同じだから、やはり日本人を含めて外国人の入国を制限しています。つまり、問題の本質は変わらない。人口2億640

0万人のインドネシアはどうですか?

森下　インドネシアも少ない。スラムでは増えていると言われているけれど、実態はわかりません。フィリピンも同様です。インドはさすがにイギリス連合ですね。アストラゼネカはじめ、イギリスとEUの大手製薬会社が何億人分かのワクチンをインドでつくらせています。そのかわり、インドには安く供給すると発表されています。

長谷川　聞けば聞くほど、すごい話ですね。いやはや、本当に「世界戦争前夜」を見ているような気がします。一方、枠組みだけを見れば、第2弾の大東亜共栄圏みたいな話でもある。ただ、そうは言っても、これは彼らが願って、こちらにアプローチしている話ですから、日本の都合による、かつての侵略とはまったく違います。

森下　そう。だから私は口を酸っぱくして言っているわけですよ。このままいくとそうなりかねないから、日本政府はもっと本気で取り組まないと、取り返しのつかないことになるって（笑）。

新型コロナ・ワクチンの試験接種を始めた中国人民解放軍

長谷川　いまの話に関連して、先ほど紹介した「中国の人民解放軍が新型コロナ・ワクチンの試験接種を始めた」というニュース（第2章）。これは、どう見ますか。

森下　やはり中国は、ワクチンを単なる医療品でなく、軍事的な戦略物資として使ってきたわけですね。

長谷川　前回の対談で、森下先生が言われたとおりの展開になっています。ライバル国に先駆けてワクチンを開発し、自国兵士に接種すれば、ワクチンがない相手に比べて圧倒的に有利に立てるわけですからね。

森下　だから、アメリカや中国は軍が感染症研究に関わり、ワクチン開発を同時に進めているのです。もちろん、軍事的優位を獲得するためにね。人民解放軍が接種するワクチンも、最初から軍の研究ユニットが開発に関わっていたはずですから、軍が最初に試すのは当然なのです。

長谷川　中国は「ワクチンは国際公共財。各国に分配する」などと言ってますが、これはまったくの綺麗事《きれいごと》にすぎません。本音は「ワクチンを分けてやるから、オレの子分になれ」という話でしょう。ワクチンを自力開発できない途上国に「オレと組むか、それともアメリカと組むか」と踏み絵を迫り、自分たちの勢力下に組み入れる。それが真の狙いですね。一言で言えば「ワクチン同盟」の形成こそが、ワクチン開発の最重要目的なんですね。

森下　うーん、報道が本当なら、中国は人民解放軍に試験接種する段階にまでこぎつけたわけですから、脅威のレベルがさらに一段上がった、ということになります。試験接種といったって、ワクチンを打つことにはかわりがないですからね。

長谷川　日本が「日の丸ワクチン」を必要とするのも、根本的には以上の事情からですね。いくら日本が欧米からのワクチン提供を望んだとしても、自前のワクチンを持っているのと、いないのとでは「天と地ほどの違い」があるのだから。先ほど森下先生が言われたとおりのことがこれから起きようとしている。

なぜワクチンは高価なのか？

長谷川　いやあ、今回もここまで対談を進めてきて、あらためてワクチンは凄い戦略物資だなと再認識した次第です。本当に奥が深い。

これは素朴な疑問なのですけれど、モデルナが典型ですが、なぜワクチン価格がこんなに高値になりそうなのか、お聞きしたい。

森下　それはやっぱり、最新のタイプのワクチンだからです。

前の対談で詳しくお話ししましたが、最新のワクチンはウイルスの遺伝情報を使うタイプなのです。われわれのDNAワクチンは製造工程が従来の鶏の有精卵を使うのではなく、タンクのなかで大腸菌を使って大量合成します。あるいは、アメリカのモデルナのRNAワクチンは化学合成でつくります。

それからアデノウイルスのワクチンはわれわれのDNAワクチンと同じようにタンクで増やしていくのです。そうするとやはり、バイオ医薬品と一緒のつくり方だから、どうしても従来の医薬品よりは高価格になります。

モデルナはいま、1回10万円程度とか言っているらしいけれど、おそらくそれではコスト割れするはずです。アデノウイルスは4万円程度と聞いているのですが、ここについてはそんなものかなと思います。10億人分つくるのならば、そのくらいに落とせるかなと。

長谷川　10万円だって、普通の人には高くて、とても手が出ません。

森下　ワクチンが1回で10万円とすると、1000万人分で1兆円です。誰が払うのですか、そんな大金を（笑）。大量につくると、安くなるかもしれない。でも、いまの状況では、われわれには本当に大量につくる用意を進めて良いかどうかさえもわかりません。そこは正直に言って、なんでだろうと首を傾《かし》げざるを得ません。

長谷川　そこのあたりの政府の態度がはっきりしてこないと、方針が決まりませんよね。どのくらいの生産設備を備えたらいいか、見通しが立たない。

きわめて厄介なウイルスの変異

長谷川　ここからは、新型コロナウイルスの変異について教えてください。

森下　変異のなかで一番重要なのは、ウイルスの接着に関わるSタンパクが変異しているもので、武漢型からヨーロッパ型に1個のみが変異している。ただ1カ所のみなので、ワクチンとしてはそんなに影響はありません。先刻もちょっとふれたけれど、変異していることでウイルスの増殖が速くなっているのではないか。そういう論文も出ていて、これから先非常に注目されるところなのです。ひょっとするとまた大きくシーンが変わる可能性がある。

長谷川　たとえば感染力とか、あるいは致命傷を与えるウイルス・パワーみたいなものは、どうなのですか?

森下　増殖が速くなっているという報告なので、それが本当であれば、致死率は確実に上がる。なぜなら、ウイルスが早く増えると早く症状が悪化するからです。

長谷川　変異すればするほど、悪さをする力は減ってくるわけではないのですね。

森下　実は両方なのですよ。

長谷川　両方とは?

森下　要するに、ウイルスのパワーが強いと、感染者は早く死ぬ。だから、感染はあまり広がらないので、感染者の数は減ってくるわけです。まあ、いろいろなウイルス株の派閥ができているなか、その派閥争いが収束するような感じでしょうか。
逆にウイルスのパワーが弱くなると、感染が広がりやすくなって、感染者は逆に増える。けれども、これはどの程度クラスターが発生しているかによるわけです。
長い目で見れば、パワーの弱いウイルスのほうが強いのですよ。だって、症状がなかったり、軽い患者は動き回ることができ、それだけ感染を広める機会は増えるからです。ところが、短期的には強いウイルスがはびこると、非常に医療崩壊を起こしやすくなるし、厄介なので、変異が起これば〝安全〟だという話にはなりません。

長谷川　変異が起きているということは、やっぱり生き延びて、いろいろな形になって、いま世界に広がりつつあるわけですよね。

森下　もう130以上かな。

長谷川　種類が？

森下　うん。前の対談のときに取り上げた、例のダイヤモンド・プリンセス号のときの変異はなくなってしまいました。

長谷川　そういうことはもう同定できているのですね。たとえば、いまブラジルで猛烈に流行っている新型コロナウイルスとも違うわけですか？

森下　違います。しかしながら、ブラジルなので、ウイルスの研究をしている専門家自体が少ないから、どの程度の変異が起きているかということはハッキリしない。あれがまたアメリカに行くとか、再びブラジルに戻ってきたら、変異するのだろうけれど、もうすでにヨーロッパ型とアメリカ型とも違っているわけですよ。

長谷川　たとえば変異したウイルスに、いま開発されているワクチンが全部効く、というわけでもない？

森下　そうです。

長谷川　それはわからないんだ。

森下　ただ先刻ちょっとだけ言ったけれど、ターゲットにしているSタンパクに大きな変化がないかぎり、効果はある。いまのところ、変異は1つだけだから、大した影響はありません。

長谷川　ごめんなさい。Sタンパクって何でしたっけ？

森下　スパイクタンパク。トゲのことね。これが変異すると、ウイルスが細胞内に入れなくなる。要するに〝自滅〟する可能性があるから、変異がしづらいのです。仮に変異して負荷が強くなったとしても、細胞内に入れないとウイルスが生き残れないから、その株はすぐに消えてしまいます。

いまのところ、Ｓタンパクは変異が起きにくいと、従来から言われているとおりに推移しています。１３０種類以上もあって１個しか変異しないのですから。ただ万が一、非常に厄介な株が出てくる可能性も残っているから、経過観察は必要なのだけれど、いまのところは想定内です。実は、日本でも変異が起こっていて、東京型や埼玉型も出てきています。

現状ではレムデシビルやアビガンを転用するしかない治療薬

長谷川　ところで、新型コロナウイルスの治療薬については、著しい進捗は見られるのでしょうか？

森下　治療薬は特異的なものでは間に合わず、いまのところは既存の薬を転用するしかありません。レムデシビルとデキサメタゾンが特例承認で認められています。レムデシビルはもともとエボラ出血熱の治療薬として開発された薬で、デキサメタゾンは今までも使用されているステロイドです。話題のアビガンは新型インフルエンザ、鳥インフルの薬。基本的にはその流れは続いているのだけれど、いまのところ有望な候補はあまり残っていませんね。

長谷川　まったく新しい治療薬ができるという可能性はないのですか？

森下　まだイン・ビトロの実験、つまり試験管や培養器などの段階なので、数年はかかるでしょう。今回の新型コロナウイルスの治療薬は原則、つくりにくいのです。武漢のウイルス研究所でウイルス・コレクションを持っているのではないかという話とつながるのですが、基本的にはラットとかマウスに打っても症状が出ないのです。猫に打ってもサルに打っても、ほとんど症状が出ない。

要するに、動物では治療効果があるかないかがよくわからない。ワクチンもそうなのだけれど、ウイルス量しか見えない。いま阪大も含めて世界中のバイオ研究機関が開発しようとしているのは、重症化を起こすようなモデルづくりなのです。そうしないと、治療の実験ができないから。

長谷川　つまり、効果が確認できないから。

森下　はい。一部完成しているモデルがあるにはあるのだけれど、人の病態とあまりに離れている。人に起きている現象とね。たとえば、ハムスターのモデルが一番症状が小動物の中では出るのですが、体重が減少するだけなんですよね。ヒトのように肺炎が起こるわけではない。

今回の新型コロナの不思議なところは、なぜ若い人には症状が起きなかったり、軽かったりで、高齢者に重い症状が起きるのか、なのです。これがいまだにわからないわけです。

長谷川　ということは、結論から言うと、治療薬に関してはまだ全然、光が見えてこない。

貴重な患者の血漿《けっしょう》はすべて廃棄されていた

森下　唯一可能性があるとしたら、治った人から抗体を採ってきて……。

長谷川　血漿のことですか？

森下　血漿から抗体を採ってくる。その抗体の構造を分析して、同じような抗体をつくることです。これはまた日本のタケダはじめ、さまざまな企業がチャレンジしていますが、ひょっとしたらこちらのほうがまだ早く開発できるかもしれない。ただ、これもなかなか厄介だから、そう簡単ではないと思うけれど、可能性としてはこちらのほうかな。

長谷川　そうか、思い出しました。すでに中国では、血漿を採って、それを投与したところ、成果が上がったという報告があったようです。うろ覚えだけど。

森下　これはね、絶対に効くのですよ。抗血清療法だから。

長谷川　では、日本でも罹《かか》った人については、血漿をみんな採っているわけですよね、すでに。

森下　ううん。保存していない。

長谷川　え、保存してない？　どうしてですか？

森下　大問題なのだけれどね。患者がどんどん治っていくから、血漿を手に入れることがすごく困難になっているのです。

長谷川　でも病院としては、患者が新型コロナウイルスに罹っていれば、その血漿は非常に貴重だと認識しているわけではないのですか？

森下　いや、うつるから、患者が退院したら、機械的にすぐに捨ててしまう。だって感染源だものね。

長谷川　そりゃそうかもしれません。でも、この血漿が役に立つだろうというのは、素人でも、なんとなくわかるのだけど。

森下　みんな、ゆっくり考える余裕がなかった。それで先般、私がＡＭＥＤの会議でそのことを指摘したら、厚労省がアンケートを始めてくれました。まだ患者の血漿が残っているかどうかというアンケートを（笑）。ダイヤモンド・プリンセス号にも何も残っていないですからね。われわれも困ってしまい、コロナの専門病院で退院していない患者のものをかき集めています。

長谷川　血漿を捨ててしまっていた、というのは、はっきり言って、バカげていると思いますよ。それが大変貴重なものだ、というくらいは素人でもわかります。前回、ダイヤモンド・プリンセス号の乗船者全員の血液が経時的に採血されていれば、優れたデータを入手できたのに、と言われていましたね。

森下先生はじめ専門家の皆さんは、血漿はもしかしたら治療に使えるかもしれないから残しておけ、みたいな話はしないのですか？

森下　専門家がいる病院はほんの一部なのです。感染研（国立感染症研究所）とか国立国際医療研究センターにはもちろんいますけどね。ほとんどの病院では、目の前の危機に対処するのが精いっぱいです。

批判に晒《さら》された「8割おじさん」

長谷川　その感染研についても、ちょっとお聞きしたいのですが、あの人たちは専門家だという話になっていますけれど、今回はどういう役割を果たしたのでしょうか?
　積極的疫学《えきがく》調査だとかなんとか、言っているでしょう。

森下　専門家としての役割は、十分果たされたと思いますよ。ただ、政府の会議としては、もっと全体を俯瞰《ふかん》して見られるような専門家がやっぱり必要だったと思います。経済の専門家もそうですが、医学的分野でもワクチンや創薬の専門家とか、いろいろな分野の方が入ったほうが良かったように思います。

長谷川　多分お立場上、感染研の悪口は言えないでしょう(笑)。

森下　いやいや、言うつもりはありません(笑)。

長谷川　森下先生は言いづらいでしょうから、私はあえて言いますが、いったい感染研は何をしたんでしょうか。積極的疫学調査?　それは将来の予防のためには必要かもしれないけど、いま目の前で増え続けている感染を止める話とは違うでしょう。はっきり言えば、彼らは自分たちの研究ファーストで、感染阻止ファーストではない。当初、PCR検査がなかなか進まなかったのも、疫学調査で自分たちがサンプルを集めるために、感染研と保健所で検査を独占したからです。感染が拡大してしまってから、あわてて軌道修正して、民間も検査ができるようにしましたが、時すでに遅かった。

では感染研が悪いのか、と言えば、そうでもない。そういう研究組織に、最初の対応を丸投げしてしまった厚労省の責任が重大なのです。

森下　でも今回、感染研に与えられた仕事は、本来は保健所にふられるもので、感染研もかわいそうかもしれない。感染研はウイルスの研究をしているだけだから、「そんなクラスター潰しなど自分らの仕事ではない」と思っているはずです。

長谷川　それはそうでしょうね。彼らも、あまりの感染の広がりに戸惑ったんじゃないでしょうか。ただ、彼らは一応、感染症のプロなんだから、武漢の様子を見れば「これはただごとではない」とピンとこなければならなかった。前の対談でも言いましたが、私でさえ、YouTubeで武漢の様子を見て「これはペストのようだ」と思ったくらいですから。まあ、ピンときたとしても、だからといって、感染防止にどんな実務ができたかと言えば、それはまた別の話だったでしょうけど。

話は変わりますが、独自の数理モデルを用いて、感染の分析をした北海道大学の西浦《にしうら》博《ひろし》教授の発言がマスコミの注目を集めました。

彼は、対策をまったくとらなければ「国内で約85万人が重症化し、うち約42万人が死亡する恐れがある」と発表しました。一方で、人との接触を「8割」削減すれば、約1カ月後には流行を抑え込めるとも言って、彼は世間から「8割おじさん」と呼ばれたのですが、この西浦モデルについては検証できるのですか？　というか、あれはいったい何だったのでしょう

「42万人死亡推定」の根拠とされた新規感染者数の推移

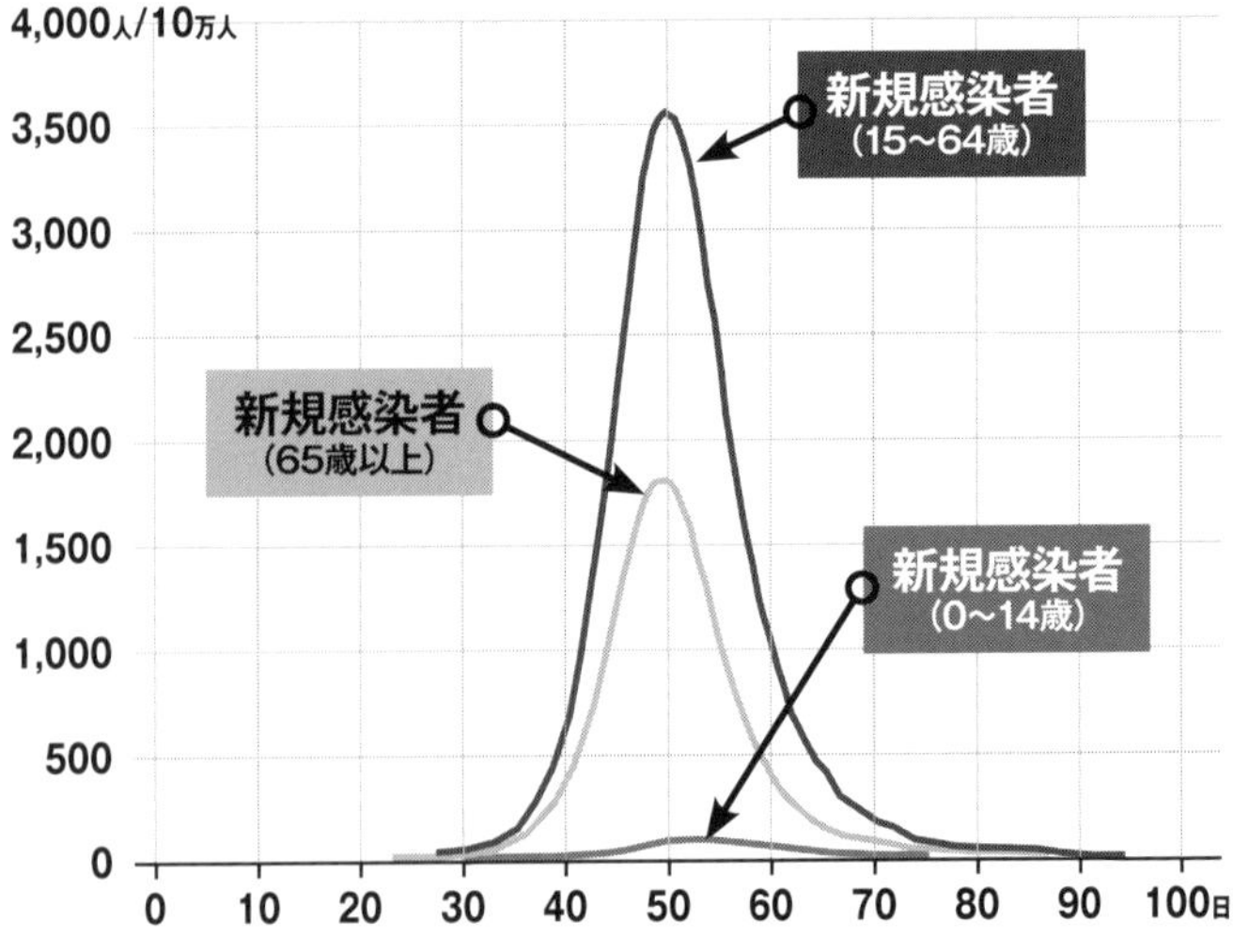

北海道大学の西浦博教授は、8割の接触を避けないと42万人が死ぬという推定で、話題になり、8割おじさんと呼ばれた

か？

森下　正直言ってわかりかねます。また、阪大の中野貴志《なかのたかし》教授も「K値」なるものを編み出してきました。「K値」とは、過去1週間の合計した感染者数の増加率を、今日の感染者数を基準として評価したものだそうです。さらに先般、テレビの『そこまで言って委員会NP』に出演した京都大学ウイルス・再生医科学研究所の宮沢孝幸《みやざわたかゆき》准教授は、8割接触の制限は必要でなかった。自粛も不要だったと力説するのだけれど、必要でない根拠は示さなかった。結果的にうまくいっているから、要らなかったのではないかという話になっているけれど、それではどういう科学的根拠でそれが要らないと主張しているのか、実はまったく見えない。

長谷川　西浦先生のモデルなるものを新聞各紙が報じました。そこには、接触を8割減らせばストンと下がるというようなグラフが出ていたけれど、どうも私は解せなかったですね。

森下　う～ん？

長谷川　なぜかと言えば、下がるとしても、常識的に考えて、それは徐々に、ではないのか。ストンと断崖絶壁から落ちるように減るとは、とても思えない。私は素人考えで、そう思えました。あのグラフだけでも、なんかインチキ臭いというか、信用できませんでした。と言っても、悪いのはそんな現実離れしたグラフを書いたメディアの側だったのかもしれませんが。

森下　おそらく本当に理解できる人は一部しかいないと思う。正しいのか、正しくないのかすら。微分積分の世界ですからね。しかも中身がまったくわからないブラックボックスになっている。経済界のブラックショールズ・モデルと一緒です。中身が一切わからないけれど、みんなが使っているというやつです。

後出しジャンケンで叩《たた》いたメディアや言論人

長谷川　なるほど。それは面白いたとえですね。あの8割おじさんに対する反論も、おっしゃったように検証についても、もともとそんな専門家、感染症学の専門家がいないから、わからないかもしれない。そのことを突いて、人の言うことをみんな信じて、こんなに接触制限して、経済がこんなに沈んで、そんなことでいいのか、といった批判がものすごい勢いで出てきました。

森下　そうした凄《すさ》まじい風圧を受けた西浦先生に、私は同情を禁じ得ません。なぜなら、それを決めるのは政治であって、彼は１つのモデルを提示しただけで、逆に言うと勇気ある提示だと思うわけです。

長谷川　それを受け入れるかどうか、は政府の問題ですからね。もっと言えば、そういう西浦説を検証なくして報じたマスコミの責任もある。ま、それを言い出すと、マスコミっていうのは、真実かどうかは問題ではなくて「この人はこういうことを言ってます」というのを報じるのが仕事ですから、って反論が出てきますけど。

森下　そうそう。だってそれは１つの議論でしかないのですから。でも、それを言わないというのも、広がったときの自分の責任を考えたら、後悔が残る。ワクチン開発もそうですが、成功すれば、良いですが、失敗すれば、長谷川さんも含め叩きに来るかもしれません（笑）。まあ勇気ある発言ではなかったでしょうか。

長谷川　いやいや、私はそんな後出しジャンケンで人を批判したりはしませんよ（笑）。本来であれば、その計算の中身を全部公開して、それが正しいのかどうか検証してもらうのがいいとは思いますが、あれは結論のみですからね。

森下　それを政府のそれなりの人が聞いているのか、いないのか。そのあたりがクリアでないでしょう。

長谷川　おそらく西浦教授から説明を聞いても、よくわからないのではないか、と思います。マスコミはさっき言った理由で、その説が正しいかどうか、そんなことには実は、本質的に関心がない。みんなが注目する話なら、なんでも書く。それが良いか悪いかは別問題。自分の仕事でもない。「西浦教授によれば」というのは「警察によれば」というのと、まったく同じ「逃げの理屈」です。

森下　まあ、そうかもしれない。そうだとしたら、わからずに決めてしまった政府の責任だよね（笑）。やはり、わかった上で決めないといけないでしょう。日本ではうまくいかなくても、うまくいっても叩かれる。叩くほうも、勝負がはっきりしてから文句を言うのはやめてほしい。メディアや言論人は、後出しジャンケンをしすぎだと反省してほしいですね。

長谷川　少なくとも、大方のマスコミは反省しません（笑）。彼らは、ちゃんと事前に言い訳を考えている。そのために、さっきの「西浦教授によれば」です。この言い訳、つまり「警察によれば」をしっかり書くんだぞ、ということを新人のときから、私を含めて、叩き込まれているわけですから（笑）。

第5章　「ウィズ・コロナ」で何が変わるのか

コロナに関わった病院もそうでない病院も経営難

長谷川　感染アプリについては先ほど、伺いましたが「いずれにせよ、今後、日本が鎖国をやめて国を開くときには、こういうものが必要になる」という話がありましたら、森下先生に示していただきたい。それとともに、新型コロナウイルスとの闘いはいつまで続くのかについても、お伺いしたいと思います。

森下　真の開国までには、まだまだ長くかかるでしょうね。数年はかかる。私自身、アフターコロナの最初の大イベントは「大阪万博」だと思っています。

長谷川　あれは2025年ですね。

森下　だから、2023年くらいまでは、やはり「ウィズ・コロナ」（コロナとともに生きる）でしょう。

長谷川　でしょうね。ところで、新型コロナウイルスに関わった病院の経営難、これはよく言われていますけれど、現状はどうなのでしょうか？

森下　これはかなりシリアスですね。コロナ患者を受け入れている病院のダメージは非常に大きい。受け入れていないところも患者さんが来なくなっていて、同様にダメージは大きいですね。

長谷川　診療所が経営難というのは、コロナ禍で、たとえばがんの手術もできないということですか？

森下　それもあるけれど、まず患者さんそのものが来ていません。

長谷川　一般外来にですね。

森下　病院でのコロナ感染を怖がられているんですね。それが大きい。

長谷川　それはわかります。病院に限らず、街のクリニックの場合でも、新型コロナに感染するのを心配して、病院通いをやめた、という話をよく聞きます。待合室が空《す》いてますよね。いよいよ赤字となったら、どうなるのですか。政府が支援する、という話になるのですか？

森下　そういう話が一部出ているし、補正予算のなかにも入っています。

長谷川　そういうお金については、別に法律などつくらなくても、経営難の病院に流すという制度はないのですか？

森下　それがないのです。だから、基金を設立するという話になっています。

長谷川　だとすると、やっぱり法律が必要になりますね。特別措置法みたいなものが。

森下　ただし、現状がどれほど悪化しているか、明確な数字がまとまって出ていない。だから、開業医の皆さんはいまそうとう苦労しているはずです。

テレワークがあぶり出した「会社の真実」

長谷川　森下先生が言われるように、ウィズ・コロナが2、3年続くとすると、これから企業はどう対処すべきか、これは働き方改革にも通じるテーマにもなるのですが、やっぱり大きく変わっていくでしょうね。

森下　テレワークは定着すると思いますね。

長谷川　私は、2つに分かれるような気がします。つまり、テレワークはやっぱりダメだと。どうもそういう会社はあるようで、私が聞いたかぎりでは、ある大手商社は「やっぱり、みんな出社しろ」となったらしい。

逆に、たとえばスタートアップ企業などは、大きくてきれいなオフィスを青山などに構える必要はないとわかって、テレワークでいこうと。だから、両極端に分かれていく、と予測しています。

森下　でも、テレワークを採用しない会社はたぶん、社員が集まらなくなると思う。もうみんな慣れてしまったから。

長谷川　ああ、すっかり慣れちゃった（笑）。それに新人も採用できないでしょう。「テレワークもできない会社じゃ、推して知るべし」と思ってしまう。

森下　コロナ不況化でテレワークになると、自宅で悶々《もんもん》として自殺が増えると予測していた人がかなりいました。けれどもそれは大外れで、経済がこんなに落ち込んだのに、自殺数が極端に減っています。

長谷川　自殺が減った？

森下　減った。これまでいかに会社がろくでもないことをしていたか（笑）。それが明確になったわけです。

長谷川　最近の自殺のデータが出ているのですか？

森下　そう。世の中の想定を裏切ったから、メディアが報道しないのですね。

経済が悪くなれば自殺が増えると報じようと腕を撫《ぶ》していたら、逆に自殺が減ってしまい、メディアはみんなシラッとしています。

長谷川　自殺のストレスの原因は会社だったというわけですか。

森下　したがって、これでテレワークをやめてしまうとどうなるでしょうか。今度はメディアが新しい自殺データを盾にして、「ここはブラック企業だ」とテレワークをさせない企業を滅茶苦茶に叩《たた》くはずです。

長谷川　ああ、それはあり得ますね。

森下　いかに上司が部下を殺しているかが明確になったんですよ、本当に（笑）。

長谷川　なるほど、テレワーク導入でよく言われたのは、上司と部下の歪《ゆが》んだ上下関係がきれいに解消されることでした。「おいお前、これをコピーしろ」などと命じる人もいないですからね。

森下　あとは、〝威圧〟するだけの上司がもう要らなくなった。それも明確になりました。誰に聞いても、テレワークになっても、全然成績が変わっていないですからね。

長谷川　なにしろオフィスにいないんだから、パワハラもしようがなくなる。逆にいうと、それは日本のサラリーマンは真面目《まじめ》で、会社でなく家にいても9時から5時まで律儀に働いているということを示している。私なんか、会社にいても、たいして働かなかったから、自宅だったら、絶対に働かないけどね（笑）。いや、これは私だけの特殊事情か。

なにせ、私の主張が会社の路線と違っていたから、あまり社説を書かせてもらえなかった、というわけで（笑）。すみません、脱線しました。

森下　いや、そこまで働かなくても、会社は回ったということを表しているのではないでしょうか。

コロナ第２波、第３波に備えたテレワーク

森下　テレワーク時代の到来で、不動産市況が大きく変化するという意見がけっこう多いですね。都心型のオフィスにちょっと余りが出てくる。その一方で、マンションとか住居環境にかかる費用が上がってくると思います。自宅で家庭菜園をこしらえたり、書斎のある家に住みたいとか、従来とは違ったところに価値観のベクトルが向かい始めている気がします。

長谷川　マンション業界の人から聞いたのは、これからはサテライト・オフィス付きマンション、保育所付きマンション、ワーキングブース付きのマンションなどのニーズが伸びるのではないか、ということでした。あるいは、そこそこの郊外にサテライト・オフ

イスが駅近にできるとかね。いまシェアオフィスは都心にけっこうあるけれど、これが郊外にもどんどん展開していくような気がします。シェアオフィスのコストは会社が面倒を見るわけです。青山にオフィスを構えるより、たとえばニコタマ（二子玉川《ふたこたまがわ》）にあったほうが安上がり、という発想ですね。

森下　私もそんな気がします。だって、移動も不便になったし、飛行機も大幅に減ってしまった。

長谷川　そうです、不便ですよね。

森下　でももう1回、国境を開けて、新型コロナウイルスの第2波が流行《はや》ったら、もういっぺんにコロナ復興の火が消えるでしょう。

長谷川　それから、Ｚｏｏｍ会議にも、われわれは慣れてしまいましたよね。講演する機会が多い私はちょっと、困るんですけど（笑）。

森下　Ｚｏｏｍでの講演はやりづらいですよ。

長谷川　ちょっと横道にそれるけれど、講演会は講演そのものより、実は、終わった後の参加者とのビールで乾杯とか名刺交換、会話、記念写真、握手に意味があるのです。つまり、話だけだったら、早い話、本を読んでも同じ。でも、リアルで会えば、その人がナマでわかる。結局、人々はリアルな人との触れ合いを望んでいる。Ｚｏｏｍの講演が難しいのは、参加者のリアクションがわかりにくいこともあります。

森下　わからない。だから、とても喋《しゃべ》りづらい。あとは、誰が聞いているかわからないことも怖い。先日、某学会のメディア向けセミナーがあって、Ｚｏｏｍで喋ったことがすぐにとある新聞社のニュースに載っていたのです。ニュースの記事になるのを前提で喋っていないから、何か変なことを喋ったかなあとちょっと心がざわめきましたよ。あとでセミナー参加者を知らされて、こんな人がＺｏｏｍに参加していたのかとか思ったりしてね。

そんなこんなでＺｏｏｍも怖いことは怖いのですが、その代わり、対応しないかぎり生き残りにくいこともたしかです。

長谷川　そうですね。でも、回数をこなしているうちに、私はＺｏｏｍに慣れてしまって、あんまりやりにくいな、とは思わなくなりました。たしかに、ナマと違って、いまひとつ熱が入りにくい、という部分は少しありますが。

森下　感染の第２波、第３波が来ないという保証はどこにもありません。でも、可能性としては、国境を開けたときに一番大きい波は起こり得るわけです。起こったときに企業が受けるダメージは半端でなく大きいから、それを考えると、ある程度はテレワークできるところはテレワークにしておいたほうが安全だと思う。

長谷川　というか、それを備えていないと、セーフティーネットがないみたいな話で、テレワーク体制をとりあえず調《ととの》えておかない企業は危ないでしょう。

森下　ガバナンスの問題だと思う。会社が以前の体制に戻ったら、若い社員は辞めてしまうのではないでしょうか。だって、自由にもう慣れてしまったのだから（笑）。でも、それはすごく大きいと思いますよ。若い人にとってはね。

長谷川　もうみんなバレてしまったということですよね。簡単に言うと。

森下　そうなのです、上司が偉いというのは錯覚だったと。本当に尊敬できる上司は残ると思うけれど、体育会系のノリでオラオラとやっていた連中は、これをきっかけにかなり放逐されると思います。

長谷川　そうね。それから満員電車に1時間乗るのもまったく無駄だったことも、バレてしまった。ただし、働き手からみると、テレワークで残業代が減ったというマイナス部分があるかもしれない。そうだとすれば、その分は「帰りにちょっと一杯」を減らして、自衛するしかないですね（笑）。でも、その分、本当に力がある人は通勤時間をなくしてできた時間を使って、副業すればいいと思う。いいチャンスですよ。

森下 私は元には戻らないという意見ですね。戻ってしまった企業は先がないと思う。

ウイルスの感染経路で要注意なのはトイレ

長谷川 新型コロナウイルスについて、特別な強制手段を講じない日本がどうしてこんなに感染者、死亡者が少ないのか。海外メディアからはミステリー、あるいは奇跡と言われていますが、森下先生のご意見はいかがですか?

森下 京都大学iPS細胞研究所所長の山中伸弥《やまなかしんや》先生は「ファクターX」と呼んでいますが、私は日本人の生活習慣だと思っています。

長谷川 たとえば、手をよく洗う。それから靴を脱ぐ。

森下 靴を脱ぐ、が実は大きいと思う。いろいろとわかってきたなかで、どこが感染源かというと、けっこう多いのはトイレだったのです。これは最初の頃はあまり指摘されなかったのだけれど、新型コロナの初期症状の1つには下痢があるのですよ。しかも軽症な人はね。調べると、ウイルスが便中に非常に多いことがわかりました。この便を水で流すときに、トイレの床とか壁にものすごく飛び散るわけです。日本ではウォシュレットが多いから、水量も少ないし、フタが閉まって流れるタイプも多い。また日本の場合、フタを閉めて流す人も多い。そうすると飛び散りにくい。ところが、アメリカとかヨーロッパなどはレバーを引っ張ったらガッシャンと水が出てきます。

長谷川　そうそう、ウォシュレットがないからね。

森下　そういう状況で床に感染源が飛び散って、そこに土足で入っていって、外に運ぶわけですよ。で、日本の場合はレストランなどもトイレは基本的にきれいで、清潔が保たれています。一方、アメリカのトイレに寄ると、だいたいはひどく汚い。そこのところの差がけっこう大きいのではないでしょうか。

だから、感染経路としてトイレが非常に大きい。ダイヤモンド・プリンセス号で一番ウイルス検出数が多かったのは、実はトイレだったんですね。

そういう意味では、トイレが清潔かどうかというのと、そこに土足で入らないという文化。日本にはたいていはトイレ用のスリッパが用意されています。そういう習慣もけっこう大きな要因だと思います。後は手洗いでしょう。ハグをしないのも、マスク習慣が定着しているのも大きい。

あと、日本人にはもともとソーシャル・ディスタンスがある程度身についている。まあ、基本はやっぱり日本人の生活習慣に集約されると思います。よくアジア人は西洋人と遺伝子が違うから死なないのだと主張する人がいるのだけれど、あれは真っ赤な嘘で、なぜなら、武漢であれだけ死んでいるのだから、そんなはずはないです。

長谷川　ああ、そうか。

森下　だから医療崩壊が起こったら、重症者はみんな死にかねない。武漢のことをすっかり忘れているけれど、日本だってそうならないとは限らない。医療崩壊が一番怖いことを忘れないでほしいですね。

罹《かか》っても再感染が防げる保証はない新型コロナ

長谷川　日本食の納豆とか、豆腐とか、味噌汁とかは？

森下　いや、あまり関係ないでしょう。基本はやっぱり生活習慣だと思うな。

長谷川　そういうふうに考えると、キャバクラなどでよくクラスターが発生するのはわかる。つまり、トイレでしょう？

森下　そうそう。

長谷川　それからハグでしょう。

森下　後はね、一緒のグラスで飲む間接キス（笑）。

長谷川　これは濃厚接触ですよ。でも、そのために、みんなキャバクラに行くんだからね（笑）。

森下　密になるために行くわけだから、しょうがない。

長谷川　コロナに関して、注目される最新の知見は何かありますか？　先刻のハーバードのデジタル伝染病学などはとても面白かった。

森下　他はなんだろう。コロナの一番最近のトピックスとしては、先にもふれた最近（6月末）の論文でしょうか。新型コロナウイルスに罹って、治った人に抗体があまりできずに、抗体ができてもすぐに消えてしまう。特に軽症の人、症状がない人。これについてはわれわれも阪大やさまざまな病院のケースを調べているのですが、抗体があっても中和活性がない人がけっこういるのです。

通常は新型コロナに罹ったら、同時に予防する抗体ができます。ところが、予防する抗体が妙に少ない人がいるのです。だから、〝再感染〟は十分起こり得るのだと思っています。最近スペイン保健省からも、同様の報告がされています。

長谷川　その1つだけを取っても、きわめて厄介な病気ですね。

森下　本当にわからない。どうして高齢者だけがそんなに死ぬのだろう、というか症状が悪くなるのだろうか。ものすごく不思議なのです。

長谷川　当初は肺炎に分類されていましたけれど、この頃は血栓とか血液の病気ではないか、とも言われています。そこらあたりを教えてください。

森下　初期症状は下痢とか消化器の症状も多いのだけれど、その後肺炎が出て、熱が出てくるという現象もある。そのなかで意外に多いのが血栓症です。特に生活習慣病を持つ人の致死率が高いというのは、血栓症を起こしやすいからですね。

結局、脳梗塞《のうこうそく》、心筋梗塞ですよ、亡くなっているのはね。だから突然死する危険性があるから、そういう意味では自宅待機はできるだけ避けて、ホテルかあるいは中等症の病院で管理するのが一番望ましいのです。

長谷川　つまり、自宅待機だと倒れてもわからないからですか?

森下　そうです。

長谷川　最初の頃、よくSNSで言われていたのは、突然死。武漢で突然倒れて、そのまま死亡したとか、机に突っ伏したと思ったら、死んでいたという話です。「肺炎ではあり得ないから、別の病気だろう」とも言われていましたが、あれは血栓症だったんでしょうか。

森下　たぶん、血栓症だと思う。

長谷川　ということは心臓関係？

森下　心臓か、脳かでしょう。若い人で死んでいるのは脳梗塞が多いから。頻度は低いけれど、日本ではたしか、40歳以下で亡くなっているのは2人だけではないかな。

長谷川　ああ、そうなんですか。ほとんどが40歳以上。

森下　ええ。さっきの質問に戻るけれど、後遺症が出る可能性が高いから、そういう意味でいくと、新型コロナウイルスには罹らないほうがいいし、罹ったからといって再度感染が防げるという保証はありません。複数回罹ると、さらに症状が悪化する可能性が高い。繰り返しになりますが、第1章でも紹介した論文では、新型コロナ感染症拡大の重大性について、致死率は1％程度にすぎないと軽視するのは大間違いであって、100名感染すると、1名が死亡だが、それに伴い、19名の入院患者、18名が心臓障害、10名が肺障害、3名が脳卒中、2名が神経障害、2名が脳障害になるということを指摘しています。

長谷川 非常に厄介ですね、それは。

日本のクラスター対策は成功したのか？

長谷川 マスクが有効かどうかの議論については「有効」という結論に落ち着いたのでしょうか。

森下 だって、WHOも推奨し始めたし、いまやアメリカも推奨しているほどで、ペンス副大統領も黒いマスクで登場しているほどです。実は、感染経路としてベロ、舌が多いのもわかってきているので、マスクは重要ですね。

長谷川 それではコロナとの戦いで見事だった国はどうでしょうか。日本を含めて、いくつかあると思いますが、敢《あ》えてトップを挙げればどこでしょうか？

森下 まあ、台湾が一番見事だよね。むろんSARSの経験も役立っているだろうし、今回は台湾のデジタル担当大臣のオードリー・タンさんの対応力が大きかったと思う。彼女は新型コロナウイルスの騒動のなかで、マスクの在庫が一目でわかるアプリのプログラムを開発して、世界の視線を集めた。

彼女はアップルのデジタル顧問を務め、33歳でビジネス界を引退している天才。いまの蔡英文《さいえいぶん》総統に招聘《しょうへい》され、35歳のときに史上最年少大臣に就任しています。それと台湾の蔡政権自体の危機感もそうとう大きかったと思います。

長谷川　台湾は国境を閉じるのも早かった。大陸の中国人を早くからシャットアウトしましたからね。

森下　それもそうだし、台湾の危機感が半端ではないと感じたことがありました。それは私が2月に台湾に出掛けたとき、医療崩壊を絶対に起こさないために、その時点から医療関係者に限り、海外渡航して台湾に戻って来た人間は全員、2週間の自宅隔離というお達しがすでに出ていました。後ろから撃たれて医療体制が潰《つぶ》れるようなことを、台湾政府は非常に怖がっていましたから、ここまで用心したのだと思います。

長谷川　日本の安倍政権はどうですか？

森下　結果論としては成功しているけれどね（笑）。

長谷川　クラスター対策、クラスター対応というものが正しかったのでしょうか。西村康《にしむらやす》稔《とし》・新型コロナ対策担当兼経済再生担当大臣がそこを強調していますが……。

森下　クラスター対策については、私も有効だったと思います。やはり、しなかったら市中感染が増えたでしょう。そうした追えるものは追うという姿勢が大事ではないでしょうか。追えないものはしょうがないです。でも、追えるものが残っている間は追わないといけない。闇雲《やみくも》にＰＣＲ検査をしたって駄目でしょう。

そういう意味では、クラスターつぶしが効果を示しているから、正解だった。逆に言うと、あそこまでの接触制限、経済自粛は必要なかったかもしれません。というのは、ロックダウンする前から、感染者が減り出しているというデータが出ていたでしょう。結局、それではなぜ減っているかというと、クラスター対策が成功しているからですよ。

長谷川　逆に、アメリカとかヨーロッパはクラスターなんぞは追えない。お国柄からいっても、誰と接触したかなどまともに答えるわけがない。つまり、クラスター対策などできないので、ＰＣＲを徹底的にやって、いきなりロックダウンを行った。

森下　それしかないのだと思う。それと、スラム街があるのが最悪だとも思います。もともと協力的でないし、行政が入り込めない地区がいっぱいあります。

長谷川　人口が１４００万人もいる東京の感染者数が断トツに多いことから、地方の人たちから、東京に住んでいる人のみならず、東京に出張して地元に帰ってきた人たちは、地元でかなり警戒されたようです。

知人に奈良と東京を行ったり来たりしている人がいるのですが、奈良では「いま、彼は東京にいる」とか、「昨日、東京から帰ってきた」とか、そういう話がすぐ近所に知れ渡ってしまうらしい。その人に東京で会って聞いたら「奈良なんて帰れないんだよ。オレが帰ったらすぐ隣近所に知れてしまう。コロナを持ってきたかもしれない」と言われて、白い目で見られる。だから帰れないのだそうです。こういう環境だと、クラスターとしては追いやすいわけですよね。

森下　その人同様、東京の人で「田舎に帰ってくるな」と言われている人は恐ろしいほど多いですよ。まあ、言ってみれば、今回のコロナ禍で故郷を失った人がどれほどいることか（笑）。

第6章　「危険なモンスター」と化した中国

WHOが感染爆発を最初に認識したのはアメリカのウェブサイトだった

長谷川　さて、ここからはWHO（世界保健機関）について、踏み込んで話し合ってみましょう。

アメリカ下院外交委員会のマイケル・マッコール議員（共和党）が6月15日、中国共産党による新型コロナウイルスの隠蔽《いんぺい》やWHOの不適切な対応に関する調査報告書を発表しています。一言でいえば、中国は言うに及ばず、ですが、WHOの酷《ひど》さは「これほどだったか」と、あらためて驚かされる衝撃的な内容でした。

私が注目したのは、WHOと事務局長のテドロス・アダノム氏を批判した部分です。そもそも、WHOは新型コロナの感染発生をどのようにして知ったのか。話は昨年12月31日に遡《さかのぼ》ります。

この日、中国メディアが「新型肺炎の患者が複数例あり、感染爆発が起きている」とネットで報じた。すると、記事をそのまま機械翻訳したリポートが「ProMED」と呼ばれる、アメリカを拠点とするネット上の公開プラットフォームに転載されました。

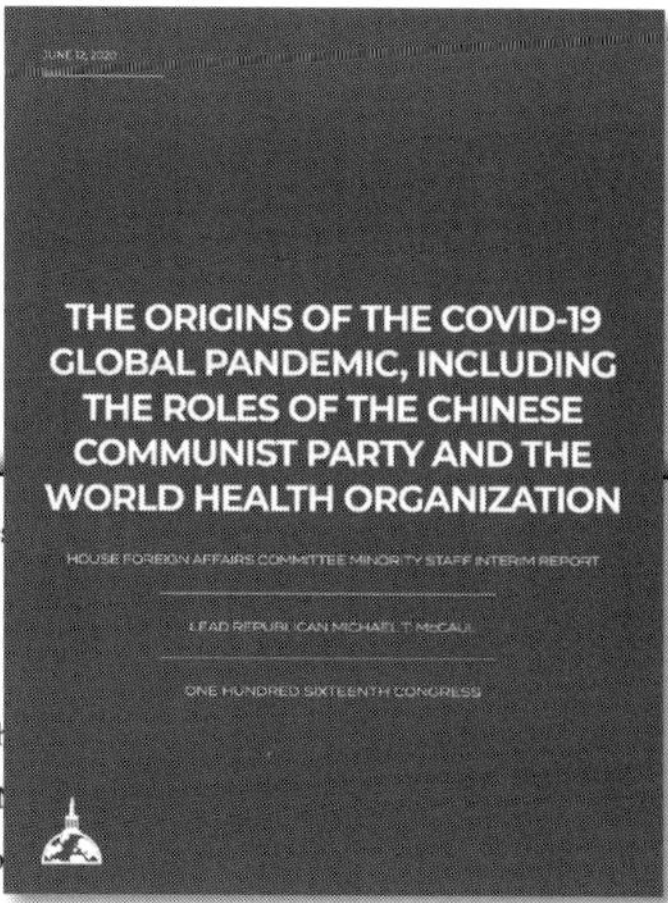
JUNE 12, 2020
THE ORIGINS OF THE COVID-19 GLOBAL PANDEMIC, INCLUDING THE ROLES OF THE CHINESE COMMUNIST PARTY AND THE WORLD HEALTH ORGANIZATION
HOUSE FOREIGN AFFAIRS COMMITTEE MINORITY STAFF INTERIM REPORT
LEAD REPUBLICAN MICHAEL T. McCAUL
ONE HUNDRED SIXTEENTH CONGRESS

However, there are a series of outstanding issue
the ongoing debate:

- The CCP's refusal to allow the WIV to
  elsewhere in this report;
- The history of gain-of-function researc
- The two leaks of SARS-CoV from the
- Shi's self-described anxiety that her lab
- The CCP's refusal to share samples from the WIV or allow access to international investigators;
- Concerns from the French government regarding the secretive relationship between the lab and the PRC's military;
- The PRC's military takeover of the BSL-4 lab; and
- The general lack of transparency and CCP cover-up of the origins of the COVID-19 global pandemic.

Until the CCP agrees to cooperate with the WHO, other countries, and the international scientific community, it will be impossible to gather the concrete evidence needed to prove, or disprove, this theory. The CCP's decision to require labs other than the WIV to destroy their samples, as discussed earlier in the report, further obfuscates the issue. As a direct result of the CCP cover-up during the early stages of the pandemic, it is certain that this debate will continue.

V. WORLD HEALTH ORGANIZATION MISSTEPS

In addition to the obligations imparted on Member States, the IHR requires certain actions and behaviors of the WHO. Among other obligations, the WHO is tasked with conducting global public health surveillance and assessment of significant public health events, disseminating public health information to Member States, and determining whether a particular event notified by a Member State under the IHR constitutes a PHEIC. In each of these obligations, the WHO failed to fulfill its mandate.

Assessment of Significant Public Health Events and Dissemination of Public Health Information to Member States

Nothing in the IHR requires the WHO to rely solely on information provided by the Member State in whose territory a public health event is occurring. Instead, Article 9 of the IHR requires the WHO evaluate reports from sources other than notifications or consultations conducted under the IHR process for their potential global health impact. The WHO's website hosts a "frequently asked questions" section about the 2005 IHR that refers to "WHO's mandate to seek verification

中国共産党やWHO（世界保健機関）を痛烈に批判した「マッコール報告」

実はこの記事が、ＷＨＯが事態を認識する最初のきっかけだったのです。

ＷＨＯの緊急事態プログラムの幹部であるマイケル・ライアン博士は4月20日、ネット上の記者会見で次のように語っています。

「われわれはＰｒｏＭＥＤで『武漢で新型肺炎のクラスターが発生している』という情報を得た。同じ日、台湾の当局から『少なくとも７人の患者が出ている』という報告を受け、調査を依頼された。われわれは直ちにＷＨＯの中国事務所に報告を転送し、中国当局に事態をフォローするよう依頼した。翌１月１日には国際保健規則に従って、中国に対して正式に事態を確認するよう要請した」

要するに、ＷＨＯは中国メディアが報じた記事を転載したＰｒｏＭＥＤを見て、初めて新型肺炎（新型コロナウイルス感染症）の感染拡大を知ったわけです。その後、現地のＷＨＯ中国事務所に連絡し、中国当局にも実態把握を要請した、とライアン博士は記者会見で語っています。

ところが、ＷＨＯはどう対外的に説明していたかというと、オフィシャルサイトで「昨年12月31日、武漢の衛生健康委員会がクラスターの発生を報告した」と記述したうえで、２０２０年1月5日に発表したプレスリリースでは「ＷＨＯの中国事務所が武漢で未知の肺炎患者が発生している、と知らされた」と説明した。受け身で記述されている点がミソなんです。肝心の「ＷＨＯ中国事務所に感染発生を知らせたのは誰か」を記述していません。

本当はライアン博士が言ったように「ＷＨＯ中国事務所はジュネーブにあるＷＨＯ本部から感染を知らされた」にもかかわらず、報告した当事者を明示せず、受け身で書くことによって、あたかも「中国当局がＷＨＯに報告した」かのように装ったのです。それだけではありません。ライアン博士が「ネットで知った」と正直に認めたにもかかわらず、事務局長のテドロス氏がその場で否定したのです。

テドロス氏は４月20日の会見で、テドロス氏は記者に聞かれてもいないのに、自らライアン博士の話に割って入り、こう述べました。

「マイク（注・ライアン博士）の話を要約したい。12月31日に受けた最初のメールは、台湾からではない。多くの国がこの点を尋ねてきている。最初の報告は武漢、すなわち中国からだ。これが事実のナンバー１だ。武漢から来たのだ」

マッコール報告は「『最初の報告が武漢から来た』という言い分は技術的には正しい」としながら「ＷＨＯ担当者が報告を最初に発見したのは、アメリカのウェブサイトだった」と記しています。「テドロス氏はあたかも武漢、あるいは中国共産党がＷＨＯに感染を報告したかのようにコメントしているが、これは真実ではない」と批判しています。

つまり、中国が不利にならないよう、ＷＨＯは言葉の言い方で、巧妙に事実をねじ曲げていたのです。まさに「印象操作」です。これはほんの1例にすぎません。「ほかにも嘘とは言えないまでも、部外者を誤解させるようなＷＨＯの努力が、いまも続いている」と報告は指摘しています。

その結果、何が起きたか。世界中のメディアが騙《だま》されてしまったのです。

マッコール報告は「感染の第1例は12月31日にＷＨＯに報告された」（ＣＮＮ）、「中国は12月31日、いくつかの異常な肺炎についてＷＨＯに警告した」（アルジャジーラ）、「中国は12月31日、ＷＨＯの中国事務所に未知の病気について報告した」（Ａｘｉｏｓ）など、世界中のメディアが騙された実例を挙げています。日本のメディアも例外ではありません。

世界中の命と健康を守るはずのＷＨＯは中国の「共犯者」として、事実の隠蔽と偽情報の散布、そして感染拡大に一役も二役も買っていたのです。

中国とともに「ヒトヒト感染は起きていない」と主張し続けたWHO

長谷川 長くなりますが、もう1つ、WHOが重大な罪を犯しているので、それを指摘しておきたい。WHOはいつから「ヒトヒト感染」を知っていたのか、についてです。これが重要な問題であるのは、言うまでもないでしょう。ヒトヒト感染が起きているとわかったら、世界はその瞬間から防御を固めるからです。事実はどうだったか。

WHOは1月13日、タイで確認された最初の患者について「ヒトヒト感染の疑いはない」と発表しています。翌14日の声明も同様でした。ところが、1月21日になると、中国の国家衛生健康委員会が「ヒトヒト感染が起きている」と認めた。するど、WHO中国事務所も翌22日に「ヒトヒト感染が起きている」と認めたのです。これだけでも、中国に追随していたWHOのデタラメさがわかりますが、4月13日になると、衝撃的な新事実が明らかになりました。

WHOの新型コロナに関するテックリード（技術面のリーダー）であるマリア・ファン・カークホフ博士が記者会見で、次のように暴露したのです。

「われわれは最初の報告を得た12月31日の、まさにその時点から直ちに、……私は中東呼吸器症候群（MERS《マーズ》）の専門家であり、コロナウイルスとインフルエンザの研究者ですよ……これが呼吸器の病原体であるからには、もちろん、ヒトヒト感染があり得る、と考えていました」

WHOは自分たちの最高の専門家が「ヒトヒト感染」と考えていたのに、中国が認めるまで、一貫して否定し続けていたことを告白したのです。

私は本来、メディアがこうした中共とWHOの悪巧みを暴く役割を担わなくてはならない、と思っています。ところが、実際は世界のメディアが、こぞって偽情報の拡散に手を貸してしまった。メディアに代わって真実を明るみに出したのは、政治家のマッコール議員でした。

これは敏腕記者顔負けの仕事です。記者会見の記録1つとっても、よほど目を皿のようにして、徹底的に読み込まなければ、真実は浮かび上がってこない実例と言えるでしょう。実際には議員スタッフの仕事だったかもしれませんが、本当にこういうところがアメリカのすごさだと思います。

私もマッコール報告を全部で3回は読み返しました。「悪魔は細部に宿る」ではないですが、本当に細かいところにＷＨＯや中国の騙しのテクニックが潜んでいたからです。だれでも、すぐ嘘とわかるような話ではなかったのです。だから報告書の記述も勢い、ものすごく細かい話になる。一見、どうでもいいのではないか、と思ってしまうのです。

マッコール報告の結論部分だけを要約すれば、次のようになります。

〈パンデミック（世界的大流行）の初期段階〉

・中国共産党（以下、中共）は２０１９年12月半ばの時点で、全面的な公衆衛生上の対応が求められるのに十分な情報を得ていた。

・中共は繰り返し、かつ意図的に「２００５年国際保健規則」で義務付けられたルールに違反した。規則は２００２年から04年にかけて発生した重症急性呼吸器症候群（ＳＡＲＳ《サーズ》）への対応に中国が失敗したために、定められたものだ。

・ＷＨＯは台湾や外部の専門家、メディアによる報告を無視した。

〈中共による隠蔽工作〉

・中共はウイルスに関する情報拡散を制限するために、積極的に隠蔽工作を展開した。

・工作には、医師に対する懲罰、ジャーナリストの失踪《しっそう》、インターネットの検閲、SNSを使った偽情報散布、WHOや国際社会からの情報圧殺などが含まれる。
・現在に至るまで、中共は国際社会に対するウイルス・サンプルや正確な患者情報の提供、武漢に関わるネット情報へのアクセスを拒んでいる。
・中共の隠蔽によって、われわれは感染爆発の起源を特定できないだろう。
・習近平国家主席や他の指導者たちは、武漢を封鎖する数週間前に感染の大流行が始まっている、と知っていた。
・もしも中共が昨年2月初めの段階で全面的な対応をしていれば、中国の感染爆発の95%は2月末までに防げたはずだ。

〈武漢ウイルス研究所〉

・2018年の米国務省電報は「武漢ウイルス研究所（WIV）」の安全性に問題があることを示唆していた。04年には、別の研究所でSARSウイルスが誤って外部に流出する事故が起きていた。
・フランスの協力で建設されたWIVは安全性をめぐって、当初から中仏政府間に大きな不信感があった。フランスの軍と情報機関は「技術の軍民利用」に懸念を示していた。

・研究所の上級責任者は中共の地元指導者だった。

・ＷＩＶはコロナウイルス研究の長い歴史がある。「遺伝子変異による新たな機能獲得（gain-of-function）」研究もその一部だ。

・研究所の中の「ＢＳＬ‐４実験室」は今年初め、人民解放軍の生物化学兵器に関する上級専門家に運営が委ねられた。

〈ＷＨＯの不適切対応〉

・ＷＨＯとテドロス・アダノム事務局長は感染の初期段階から、中共の言い分を十分に検証しないまま、真に受けていた。

・ＷＨＯは繰り返し、自分たちが決めた国際保健規則とメンバー国に対する義務に違反した。

・ＷＨＯは香港大学のＷＨＯ連携センターや他からの警告にもかかわらず、何週間も「ヒトヒト感染は起きていない」と主張し続けた。

・テドロス氏が緊急事態宣言の発令を遅らせたのは、医学的理由からではなく、政治的な理由からだ。

・テドロス氏とWHOは、中共が新型コロナに関して誤った情報散布と宣伝を続けられるように、ミスリーディングな声明とプレスリリースを出し続けている。

マッコール議員は報告をまとめるのに「武漢の医師や住民によるWeChatなどSNSへの投稿、内外のメディア報道、アカデミックな報告、科学的研究、シンクタンク報告、アメリカとフランスの情報機関による評価など、あらゆる情報を活用した」と書いています。

ご承知のように7月7日、WHOの露骨な「チーム・チャイナ化」に不信を募らすトランプ大統領は国連に対し、WHOからの脱退を正式に通知しました。ただし、脱退が有効となるのは1年後の2021年7月6日付となる予定です。

先進国は感染症対策で「有志連合」を新設すべきだ

森下　先にも申し上げましたが、政治的な話を抜きにして、WHO自体の機能が先進国でのパンデミックに対応していないという意見があります。それはWHOという組織自体の使命が発展途上国の人々の健康を守ることだから、発展途上国における感染症の蔓延《まんえん》予防や対策、貧困な生活を向上させる、健康を保障するなどにある意味で特化した組織なのです。

だから、そうしたことに関する専門家はたくさん抱えているのだけれど、今回のように先進国で感染爆発が起きたときに、ロックダウンをどうするかとか、あるいは先進国におけるアプリの活用とか、そういうことに対しての専門家はいません。まったく人材が払底《ふってい》しています。

逆にいうと、そうした新しいタイプの専門家は、WHOに活躍の場をもともと持っていない人たちなのです。そういうコンテクストでいくと、G7であるいはG20で対応したような新しいパンデミック、先進国でのパンデミック対策を行うような組織を新設したほうが得策ではないか、いや不可欠ではないか。先進国の医療関係者のなかから、そんな声がどんどん高まってきています。

これは要するに、貿易協定のTPPをつくるような話で、先進国における感染症対策の「有志連合」を新設し、そこで新しい隔離の仕方、アプリを活用した対策、ワクチン開発などについて、新しい枠組みのなかで考えたほうがいいとする捉え方ですね。

長谷川　つまり、南米やアフリカ諸国のような開発途上国における疫病対策と、先進国での疫病対策はおのずと違ってくる。人々の暮らしの仕方もまったく違うから、別物として扱ったほうがいい、という指摘ですね。

森下　だって、先進国の人々は移動も多いしね。だから、そこをWHOのなかで議論しようとすること自体、無理があるのではないですか、という話。むしろG7かG20に新たな疾病対策の組織をつくって、そこで議論して、さまざまな対策を講じるほうが正解ではないかということです。

長谷川　そのときに中国を加えるのか、加えないのか？

森下　加える必要はないでしょうね。と、私の友達は言っていました（笑）。でも、中国を加える意味がありません。情報がさっぱり出てこないんだから。

長谷川　そうそう、まず隠しているしね。

森下　やはり、ファイブ・アイズあたりからではないかな。スタートはG7でいいと思うけれど。

外国人や外国組織にも適用される香港国家安全維持法

森下　前回からの中国の勢力圏拡大に関する議論の続きをすると、ますます台湾がヤバくなってきました。あれから「香港国家安全維持法」の導入が決まり、瞬く間に施行されてしまった。「香港独立」と呟《つぶや》いただけで、公安にしょっ引かれてしまうのですから、ついに香港も本土と同じく真っ赤に染まってしまいましたね。もう次は台湾だなあ。私が前回の対談で言及したことと、ほぼ同じ展開になってきたでしょう。良くないことなのですが。

長谷川　国家安全維持法は、本当にとんでもない法律ですね。

香港や中国に対する国家分裂の試みや破壊行為を取り締まるのは、彼らの立場では当然でしょう。けれども、中身を見ると、香港人のみならず、〝外国人〟や〝外国組織〟に対しても取り締まりや監視の強化を盛り込んでいます。

たとえば「外国あるいは本土外の勢力と結託して国家安全に危害をもたらす罪」を定めたうえで、当局に強力な捜査権を付与したとあります。具体的には「香港政府の国家安全維持部門は、海外の政治的組織、当局に資料提供を要求できる。行政長官の許可を得て、疑いのある者に対し、通信傍受や秘密捜査ができる」というものです。

つまり、当局が必要と思えば、外国人や企業、団体に対して情報提供を求めるだけでなく、公然と「通信傍受や秘密捜査もするぞ」と宣言したわけです。北京の日本大使館などの盗聴は周知の事実だったけれど、これからは「睨《にら》まれたら盗聴される」と考えたほうがいいでしょう。

また「国家安全維持公署は、外務省の出先機関などとともに、香港駐在の海外組織、NGO、メディアへの管理とサービスを強化する」という条文もあります。NGO職員や新聞、テレビの特派員たちは、これまで以上に監視されるでしょう。盗聴はもちろんです。

一般企業やその社員たちも、けっして安心とはいえません。香港当局に「私たちも監視対象になるのでしょうか?」などと問い合わせても無駄ですね。

「国家安全維持公署とその職員の職務執行は、香港政府の管轄を受けない」「香港の現地法と規定が本法と一致しない場合、本法の規定を適用する」と明記されています。具体的にどんなケースで、どんな運用をするかは「すべて北京のご意向次第」なのですから。

もっと、びっくりするのは、第38条です。

そこには「香港特別行政区に永住権を有しておらず、香港特別行政区外の者が香港特別行政区に対して罪を犯した者も本法律に基づいて処罰される」と記されています。つまり「香港人ではなくても、それどころか、香港に住んでいなくても、香港に対して罪を犯したら、この法律で罰するぞ」というのです。こんな話は聞いたことがありません。普通、法律は属地主義と言って、自分の国で犯された犯罪を罪に問うわけですが、この法律は外国で外国人が香港に対して犯した犯罪も罰する、というのです。どうやって犯人を捕まえるのか知りませんが、これだったら、私が日本で香港当局の悪口を言っても、捕まえるという話になりかねない。まったく常識外れもいいところです。

まるで中国は世界の隅々にまで敵対者を監視し、強制連行できる仕組みがあるかのようです。

中国というのは、普通の国ではない。もちろん、これで私は中共体制が続く限り、香港にも中国にも絶対、行けなくなりました。もともと、何年も前から「危ない」とわかっていましたが。それだけでなく、香港・中国と犯罪人引き渡し協定を結んでいる国に行くのも危ない。実際、カナダやオーストラリアは香港との犯罪人引き渡し協定の効力を停止しました。日本は中国、香港と協定を結んでいなくて、本当に良かった。

森下 それにしても習近平国家主席は、思い切った行動に出たものです。中国が香港を「落とした」ことはイコール、香港を「捨てた」ことになるのですから。

習近平が「香港国家安全維持法」導入を急いだ理由

長谷川 習近平は2つの差し迫った問題を抱えていたと思われます。1つには、香港の議会に相当する立法会選挙の立候補届け出開始が7月18日に迫っていたことです。国家安全維持法を導入、施行すれば、民主派政治団体は政治活動に対して、致命的な制約を受けることになります。選挙に際して、共産党や香港政府に対する批判、香港独立などの主張、欧米に支援を求める動きなどがことごとく、国家安全維持法「違反」になってしまうからです。

実際、6月30日夜の国家安全維持法の施行は、香港の民主派団体を打ちのめしました。取り締まり対象になる政治団体は次々と解散しています。

ただ、それだけとも思えません。香港には「国際金融センター」「世界と中国を結ぶ貿易の中継地」という、中国にとっては他に代えがたいメリットがありました。それを切り捨ててでも、習近平政権が強硬措置に踏み切ったのは、それほど「政権の強い姿勢」を内外に示す必要に迫られていたからだ、と思います。

前回の対談で紹介したように、新型コロナウイルスの感染拡大で、中国は欧米などから厳しく責任を追及され、巨額の損害賠償訴訟を起こされています。海外からの批判だけでなく、国内でも習近平体制の足元を揺るがすような動きが出ていたのです。

森下 李克強《りこくきょう》首相との確執でしょう。あの全人代後の記者会見には驚きました。「中国には月収1000元（約1万5000円）の貧困層が6億人もいる」と〝暴露〟したのですから。2020年の成長率目標も、習近平と李克強が数字を巡り対立、結局、国内外に示せなかった。これは前代未聞のことで、中国のメンツを潰《つぶ》した。

長谷川 自画自賛が当たり前の中国では、本当に異例の出来事でしたね。そんな四面楚歌《しめんそか》状態を習近平は強硬策で突破し、政治的求心力を取り戻そうとしたのではないでしょうか。

森下 また、李克強はコロナ後の雇用機会の創出に「屋台経済」の復活を唱え、地方政府の制限を緩和させ、久々に存在感を見せていました。いくつかの都市に1990年代に流行《はや》った食べ物や玩具《おもちゃ》などを売る屋台が復活し、失業問題解決の一助となったようです。

ところが、そうした屋台経済など超大国中国にふさわしくないと考える習近平は、李克強が楯突《たてつ》いたと、復活した屋台経済を潰しにかかっているらしい。

長谷川　香港の話に戻すと、たしかに香港は中国の領土には違いないでしょう。しかし、アメリカが米ドルと香港ドルの交換を認め、かつ中国との貿易の中継点として最恵国待遇を与えるなど、自由な市場経済の原則を香港に適用してきたからこそ、香港の市場経済と自由、民主主義が育っていた。だからこそ、香港の繁栄が可能になったんです。言い換えると、中国が〝自前〟で今日の香港を育てたわけではありません。アメリカが香港の自由経済を裏打ちし、支えてきたからこそ、発展したのです。アメリカあっての香港だったのです。それを習近平は誤認している。あるいは、それを忘れて、自分の力を過信している。いや、本当は、そんな香港が憎たらしくて、仕方がなかったのかもしれません。いずれにせよ、これで香港は死にました。それで困るのは自分です。自分で自分の首を締めているようなものです。

中国の強硬路線で香港が失った自由と繁栄

森下　欧米各国が反発を強めるなか、中国が強行突破して香港を手中に収めたことで、今後の香港はどうなると予測しますか？

長谷川　香港は中国の主権下にあるとはいえ、中国は1997年から2047年まで50年間の1国2制度を約束していました。そして23年後に、鄧小平《とうしょうへい》がサッチャーに約束した1国2制度を反故《ほご》にした。国際的な信認が失墜するのは避けられません。それだけでなく、香港は「国際金融センター」と「自由貿易の中継地」というユニークな地位も失うでしょう。

　香港が世界の有力企業やヘッジファンドを引き寄せてきたのは、香港自身の魅力というより、いま申し上げたように、正確に言えば、アメリカが香港の信用を〝裏打ち〟していたからなのです。香港ドルはドルペッグ制によって、7・8香港ドル＝1米ドルで固定されている。香港市民や企業は「このレートで、いつでも必ず米ドルに交換できる」と信じてきたからこそ、安心して香港ドルを使ってきたわけです。

だが、アメリカが制裁の一環として、香港ドルとの交換を拒否、あるいは制限したら、どうなるでしょうか。香港経済は一夜にして、奈落《ならく》の底に叩き落とされるに違いない。取引相手は世界中、どこでも使える米ドルしか受け取ろうとしなくなるからです。香港ドルを持っていても、米ドルに交換できないなら、グローバル企業や投資家にとっては、ただの紙屑《かみくず》同然です。

これは空想の話ではありません。アメリカの制裁で、いまイランは経済的に塗炭の苦しみを味わっています。アメリカは核疑惑に絡んでイランを制裁するのに、アメリカがイラン産石油代金の米ドル決済を禁止しました。これで、イランは石油輸出がきわめて難しくなった。アメリカは決済する銀行のニューヨーク支店に通知するだけで、同じ手を香港ドルと中国の人民元に対しても使えます。これは、基軸通貨国ならではの特権であり、権力行使でもあります。

報道によれば、実際にトランプ政権の内部で米ドル交換の制限について検討されたようですね。でも、アメリカ企業にも損害が出る、といった理由で採用されなかったようです。これは一夜にして、相手の経済に決定的なダメージを与える「金融上の核兵器」のようなものですから、そういう判断もあるでしょう。でも、わかりませんね。私はいざとなったら、アメリカはなんでもやる、と思います。本当に戦争するより、はるかに効率的だし、かつてアメリカは突然、米ドルと金の交換停止をしたこともありますね。１９７１年の「ニクソン・ショック」です。貿易面においても、すでにアメリカは香港からの物品やサービスに高い関税をかける、香港に供与してきた最恵国待遇も取り消す、という制裁を発表しています。

香港を制した中国の次なる標的は台湾か尖閣か

長谷川　森下さんは前回の対談で「危ないのは台湾」と指摘されていましたが、たしかに、その可能性はあります。というのは、習近平から見て、香港が落ちた以上、次に台湾を狙うことによって、権力の正統性を誇示できるからです。

習近平政権は２０１２年11月に発足した当初から「中国の偉大な夢」を掲げて、南シナ海と東シナ海での勢力圏確立を目指していました。そこで、まず手掛けたのは、周辺に大国がいない南シナ海でしたが、その支配権は岩礁を埋め立ててつくった人工島に軍事基地を建設したことで、ほぼ確立しつつあります。その過程で香港問題が起きました。

香港を落としたいま、次に狙うのは当然、東シナ海でしょう。台湾はまさに東シナ海の南端にあり、台湾は地理的にも政治的にも、習近平がどうしても落としたい最大の戦略目標と言えます。

そんな目で見ると、最近の中国は異常なほど、好戦的な姿勢を強めています。具体的に何が起きているかと言えば、まず4月に中国海警局の公船がベトナムの漁船を追い回したうえ衝突し、沈没させました。直後に南シナ海に「南沙区《なんさ》」と「西沙区」の設置を勝手に宣言し、自分の領土・領海であることを明確にしました。5月には海警局の公船が日本漁船を追尾する事件を起こした。尖閣《せんかく》諸島周辺海域では4月以来、連日、公船が侵入しています。さらに6月にはヒマラヤ山脈の国境をはさんで対峙《たいじ》していたインド軍と衝突し、多くの死傷者を出しています。そんな最中に、香港に国家安全維持法を導入したのです。

つまり、習近平の中国は周辺地域で急激に過激化している。となると、次は台湾を狙ってきても、まったくおかしくない状況です。それがいつかはわかりませんが、森下さんが前回、おっしゃったように、来年、台湾侵攻が起きてもおかしくない。なぜなら、来年2021年に、中国は中国共産党創立100年を迎えるからです。習近平にとって、中共100周年は政権を握って以来、最大の節目の年になります。ここで台湾奪取に成功すれば、終身皇帝の座が、政治的にも完全に正統化されるのは間違いありません。

森下　そう。台湾も領空侵犯されています。6月末あたりからアメリカの空母2隻がようやく第7艦隊の作戦海域に配備されたので、以前よりはパワーバランスが少し戻ってきているけれど、台湾が危ういことには変わりはない。トランプも再選がしんどくなっているから、逆転満塁ホームランを狙うかもしれません。

長谷川　トランプはバイデンにずっと水を開けられていて、だいたいどの調査でも劣勢です。トランプ支持者がしっかり答えてないのかもしれないけれど、それでも明らかに10ポイント前後の差をつけられています。トランプはどうなると思いますか？

森下　いや、だから、トランプは民主主義と人権問題を振りかざして、異形の国中国を追い込み、一触即発のところまでいくでしょう。すると、戦争になりそうな気がするなあ。先に指摘したとおり、中国もいま、習近平と李克強の確執がとんでもなく高まっているようだし。

長谷川　そうですね。

森下　そうすると、米中が両方とも切羽詰まって、ちょっとボタンの掛け違いがあれば、わからないね。

長谷川　ところで、アメリカ議会下院の与党、共和党の議員たち149人が参加した研究会が6月10日、安全保障戦略に関する報告書を出しました。この中で、非常に激しい中国制裁案が示されました。たとえば、チャイナ・セブンといわれる政治局常務委員のうち、2人の個人名を挙げて、彼らの制裁を提言しています。実際、トランプ政権は7月9日、チャイナ・セブンではありませんが、その次のトップ25人、中国共産党中央政治局委員の1人で、新疆《しんきょう》ウイグル自治区共産党委員会書記の陳全国氏ら4人に対する制裁を発表しました。政治局常務委員が制裁されるのも時間の問題かもしれません。

個人を狙った制裁とは、海外資産の没収と入国禁止です。私は、これがきわめて大きな成果を生むかもしれないと思っています。本人たちにとって、制裁は非常に痛いからです。なぜかというと、ご存知のとおり、中国共産党の幹部たちの多くは外国に愛人や息子・娘たちを逃していています。かつ、外国に秘密資産を隠している。自分自身の将来の逃亡に備えるためで、これは中国共産党幹部の〝常識〟でもあります。

ところが、アメリカが彼らの資産を没収・凍結したうえ、本人はもちろん、家族の入国も認めない。留学している学生のビザも取り消す。そんな制裁が本当に発動されたら、

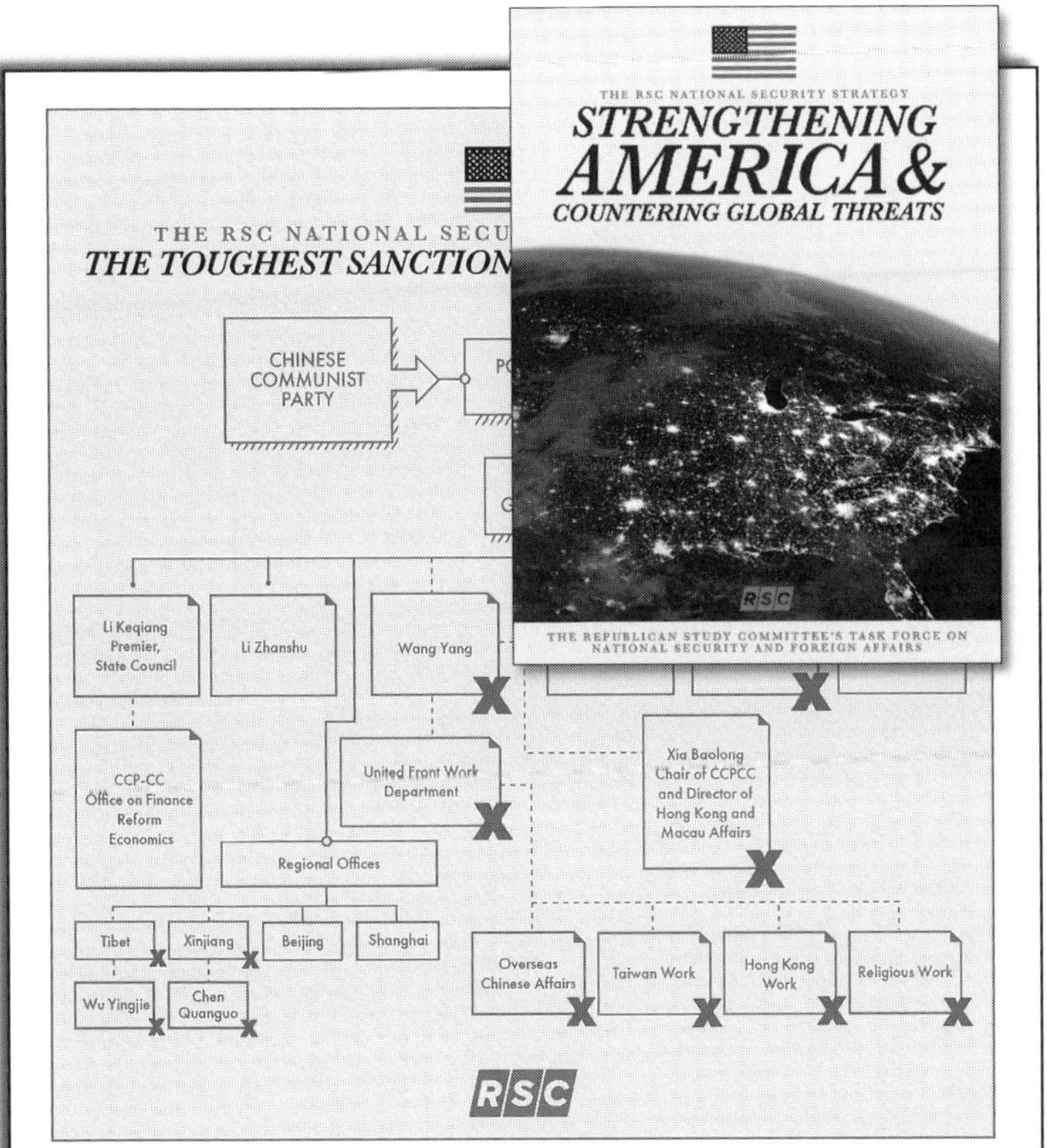

Furthermore, the Task Force believes that Congress should also mandate that the Department of the Treasury impose sanctions on key CCP leaders involved in gross human rights violations in Tibet and Hong Kong using the Global Magnitsky Act's authorities. This should include CCP Party Secretary for Tibet Wu Yingjie, who oversees the brutal repression of Buddhists in the province, and who has openly called on Tibetans to fight the Dalai Lama and his followers.[145] They should also include the director of the Hong Kong liaison office Luo Huining, and Han Zheng, a member of the seven-person elite Politburo of the CCP, who has been called President Xi's "point man" on Hong Kong affairs. They should also include, Xia Baolong the head of the Hong Kong and Macau Affairs Office who previously oversaw a hardline crackdown against churches in eastern China.[146] Finally, such a list should include the Minister of Public Security Zhao Kezhi who oversees the ministry responsible for storing the DNA of Uighurs and running many of the internment camps.[147]

陳全国（Chen Quanguo）氏など中国共産党幹部たちの制裁を提言した「安全保障戦略に関する共和党研究会」の報告書。文中には、韓正（Han Zheng）氏など中央政治局常務委員（チャイナ・セブン）の名前もある自分を含めて家族、愛人の将来の逃亡先がなくなってしまうわけです。逃亡に備えて、せっせと賄賂《わいろ》をため込んできたのに、そんな努力が無に帰してしまう。

いったい、どうして、そんな目に遭うはめになったのか。諸悪の根源は習近平でしょう。「オマエがアメリカと張り合うから、中国は孤立してしまった。これでは、オレたちはみんなオマエと一蓮托生《いちれんたくしょう》になってしまうではないか」と彼らは内心、怒り心頭に発しているはずです。それもあって、いま習近平の足元が揺らいでいるわけです。

森下 私は、フランスとイギリスが中国に敵対したのがもっと痛かったと捉えています。共産党幹部が最後に逃げるとしたら、フランスかイギリスなんだよね。でも、フランスはマクロン大統領がはっきりと中国の新型コロナウイルス隠蔽工作や立ち回り方を非難したとともに、香港の「1国2制度」を支持すると牽制《けんせい》した。イギリスはジョンソン首相が、英国民〈海外〉旅券を持つ約35万人の香港市民への英市民権取得に道を開く方針を表明しました。加えて、その対象を有資格者約290万人に広げると示しました。また、国内の5Gネットワークからファーウェイ製品を排除する準備を進めており、完全に中国に背を向けた。しかも、2隻しかない空母を1隻太平洋に振り向けると発表していますよね。かつての大英帝国東洋艦隊の復活ですよ。

結局、共産党幹部はヨーロッパにも逃げられなくなるかもしれないし、ヨーロッパの資産も没収されかねない。香港をないがしろにしたことで、アメリカのみならず、ヨーロッパにも総スカンを食らったことになります。

長谷川　そこはやっぱりアメリカ、イギリス、カナダ、オーストラリア、ニュージーランドの機密情報ネットワーク、「ファイブ・アイズ」の出番でしょうね。ファイブ・アイズは共産党幹部の秘密資産について情報を共有しているに決まっているから、アメリカになくても、カナダやイギリスにあるものは全部知っているし、その逆もそうです。最近は投資先がオーストラリアに代わってきていることなど、すべてお見通しでしょう。

したがって、ファイブ・アイズが資産没収を始めたら、これは中国の共産党幹部にとってては出口がありません。だからこそ、破れかぶれで戦争を起こす、という話になるかもしれない。

森下　だから中国が狙うのはもう尖閣ではなくて、台湾だと思いますね。尖閣程度を獲《と》ったって、習近平の失脚は免れないから。一か八かで台湾を獲りに出るしかないでしょう。本当は香港だったのだけれど、もう香港は終わってしまったから、そうするともう台湾しかない。まあ、ベトナムもあるけれど……。

長谷川　先ほど言いましたが、ベトナムよりも、権力保持の正統性からいったら、台湾です。「台湾はもともと中国のもの」というのが彼らの理屈だから。ただ、自衛隊の前統合幕僚長である河野克俊《かわのかつとし》さんは「台湾よりも尖閣諸島が危ない」と言っています。なぜかと言えば、中国が台湾に手を出せば、必ずアメリカが出てくるけど、尖閣は「アメリカが出てこない」と彼らが誤解する可能性がある。日米安全保障条約の第5条は、アメリカが介入するのは「日本の施政下にある領域が攻撃された場合」と定めています。だからこそ、日本は「尖閣は自分たちの施政下にある」という点をはっきりさせないといけない、と河野さんは強調しています。河野さんは、以上の点をYouTube番組の「長谷川幸洋と高橋洋一のNEWSチャンネル」で語ってくれました。

森下　ベトナムに攻め込んだぐらいでは、習近平は持たないと思う。中国はそこまでやってしまった気がします。しかも、台湾が香港からの移民を積極的に受け入れている、という絶好の口実があります。

「海上保安庁の発砲」が尖閣侵略の引き金を引く？

長谷川　習近平にとっての重要度で言えば台湾かもしれませんが、河野さんが言うように、尖閣もそうとう危機的ですね。中国の武装公船による尖閣諸島周辺海域への侵入は7月22日に100日連続となり、2012年9月に尖閣諸島を国有化して以来、最長の連続記録を更新し続けています。インドで起きているようなことが尖閣近辺で起きないとも限らない、と覚悟していた方がいい。

尖閣諸島の防衛は「もはや海上保安庁だけでは不十分。海上自衛隊が出動すべきだ」という意見もあります。もっともな話ではありますが、それは簡単ではない。なぜかと言えば、日本が海上自衛隊を出動させれば、中国も人民解放軍が出てきて、軍事衝突のリスクが高まるからです。

米シンクタンク「戦略予算評価センター（CSBA）」が5月19日に報告書を発表していますが、そのなかで、中国が想定する「軍事衝突シナリオ」を紹介しています。

それによると、最初に手を出すのは、海上保安庁になっているんですね。海保の巡視船が中国公船に発砲する。すると、中国海軍が直ちに反撃する。海と空で日中の戦闘が激化していきますが、アメリカは日米安保条約を発動せず、不介入を貫く。結局、4日間で尖閣諸島は中国に奪われてしまう、という想定です。

もちろん、中国海軍が作ったシナリオなので、自分に都合よく思い描いている面はありますす。とりわけ「アメリカは出てこない」という部分がそうですね。彼らは、よほどアメリカが怖いんだ、と、これでわかる（笑）。それはともかく、このシナリオは「中国は、日本が先に手を出すのを待っているのだ」と解釈すべきでしょう。私は中国を誤解させないためにも「日米が現場周辺で新たな合同軍事演習をすべき段階に入った」と思います。手遅れにならないうちに、日米協議を急ぐべきです。合同演習が中国に対する牽制になるというだけでなく、同盟の基盤は平時の演習にある、という事情もあります。

ただし、これには前提条件がある。日本自身が尖閣を守る強い決意を示さなくてはなりません。日本が本当に守る気があるかどうかわからないのに、アメリカが動くわけがない。だから、アメリカを頼る前に、自分自身が行動する必要があります。

そのために、私は「政府が政府職員を尖閣に派遣して、上陸させるべきだ」と思います。常駐じゃなくてもいい。1週間に1回とか、定期的に職員を上陸させる。理由は測量でも、天体観測でもなんでもいい。本格的な灯台を建設してもいいでしょう。政府職員上陸の話はこれまでもありましたが、いよいよ機は熟した。かつて、尖閣諸島は民間

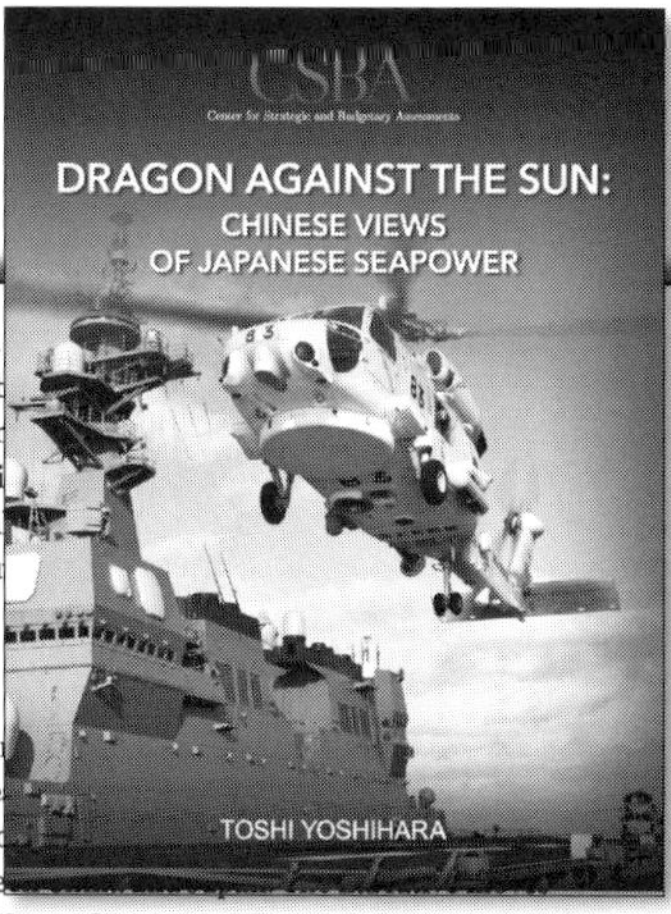

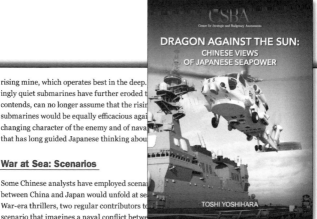

rising mine, which operates best in the deep.
ingly quiet submarines have further eroded t
contends, can no longer assume that the risir
submarines would be equally efficacious agai
changing character of the enemy and of nava
that has long guided Japanese thinking abou

War at Sea: Scenarios

Some Chinese analysts have employed scena
between China and Japan would unfold at se
War-era thrillers, two regular contributors to
scenario that imagines a naval conflict betwe
briskly from scene to scene as it describes military decisions and movements on both sides in the fictional crisis and war over the Senkakus. Each scene draws the reader into various tactical situations, including on the bridge of a Type-056 Jiangdao corvette, in the combat information center of a Type-052D Luyang-III destroyer, in the cockpit of a Japanese F-15 fighter, and so forth. The authors bring to life the Chinese or Japanese characters through believable dialogue and interactions with other personalities in each scene, which depicts turning points in the war at sea. From these various vignettes, the storyline prods the reader to piece together the sequence of events, the road to collision, the intense fighting, and the outcome of the conflict.[177]

Although the plot is predictable (the Japanese come to grief in the scenario) and the nationalistic tone is clearly designed to appeal to Chinese audiences, the story contains important details about China's path to operational success. First, a Japanese act of aggression triggers the crisis. During a tense standoff around the Senkakus, a Japan Coast Guard ship fires several rounds from its deck gun on a 2,000-ton China Coast Guard cutter, injuring several personnel onboard. A Jiangdao corvette steaming nearby returns fire, damaging the flight deck of the Japanese law-enforcement vessel. Both rivals withdraw temporarily from the scene. But the incident starts a race by Beijing and Tokyo to land forces on the Senkakus.

Second, the *Liaoning* carrier battle group, then located in the Sulu Sea, is ordered to transit north immediately toward the Miyako Strait. The task force is to draw Japanese defenders away from landing operations planned for the Senkakus, relieving pressure on the Chinese amphibious assault force readying to depart its homeport.

Third, a contest for air superiority unfolds in the skies over the East China Sea. Japan's E-2C airborne early warning aircraft and their F-15 escort fighters begin combat air patrols inside

尖閣侵略シナリオをはじめ中国の海洋戦略を分析した
「戦略予算評価センター（CSBA)」報告

人の所有でした。それを政府が賃借していたわけですが、なぜ政府は賃借したのか。それは政府の答弁書に書かれていますが「尖閣諸島の平穏かつ安定的な維持及び管理のため」です。しかも、賃借時代でも、政府が職員を上陸させた例は何回もあったのです。

賃借時代ですら、そうだったんですから、政府所有のいまとなっては「尖閣の平穏かつ安定的な維持及び管理」をする責任はもっと重いでしょう。周辺がすっかり平穏になったのであればともかく、ますます緊張が高まっているのは明白なのですから、政府は職員上陸を真剣に検討すべきですよ。

そう思っていたら、アメリカのほうが先に動き始めましたね。マイク・ポンペオ国務長官が7月8日の記者会見で、尖閣諸島の問題に言及したんです。彼は「中国は領土紛争を煽《あお》っている。世界はこのイジメを許すべきではない」と言いました。アメリカの国務長官がここまで言っているのに、日本がおずおずとして動かないようでは、アメリカに守ってもらうなんて話はあり得ない、と思いますよ。

金詰まりに苦しんでいる？中国企業と中国人富裕層

長谷川　ところで、共産党幹部の資産隠しについて、大阪を舞台にした面白い話がありますね。森下先生も聞いていると思いますけど（笑）。

森下　いや、知りません（笑）。

長谷川　2年ほど前ですけど、習近平が大阪のデパートから「ダイヤの原石を買った」という話です。大阪に、とても富裕な人がいて、大阪のあるデパートが「ダイヤを買わないか」ともちかけた。「いくら？」と聞いたら「30億円。原石です」というので、彼は「ちょっと考えるわ」と返事した。

ところが、しばらくしたら「すみません、先日お話ししたダイヤ、売れてしまいましたので、なかったことに」と断ってきた。彼は「誰が買ったの」と聞いたら「それはお答えできません」と言う。で、彼は「ふざけるなよ。そんなものを買う奴《やつ》は大阪では何人もいないぞ。言わないなら、オマエのデパートごと買うぞ。いったい誰だ」と迫った。そうしたら、相手が「絶対内緒にしてくださいね。実は習近平です」とバラした、というのです。

森下　やっぱり、もはや即換金できるものしか買わないんだよね。習近平でさえ。

長谷川　繁華街の北新地でも、中国人は高級酒を買い漁《あさ》っていました。同じ人に聞いた話ですけど、高級クラブの棚に飾ってある1本300万円くらいのブランデーとか高級ウイスキーなども中国の富裕層が買い占めている。どうしてわかったか、というと、彼が棚にあるブランデーを指して、「そこにいいのが入っているな。開けてくれ」と言ったら「すみません。あれはもう売れてます」と言う。「じゃ、その隣のでもいいや」と言ったら「この棚は全部、中国様のお買い上げです」と言われたそうです（笑）。

森下　中国は本当にお金の使い方がおかしいと思います（笑）。ただ、このところ、日本に出てきた中国企業が持っている日本企業がやたら売りに出ています。

おそらく、中国企業にお金がもうないのでしょう。そして、中国当局が国外への送金に目を光らせているため、中国から日本にお金を送れないのだと思う。だから、株や債券を凄《すさ》まじい勢いで換金売りしています。

長谷川　え、そうなんですか。時代は早くも変わった（笑）。キャッシュをかき集めているのだとしたら、よほど苦しいのでしょうね。

森下　そうだと思うし、よほどキャッシュが逼迫《ひっぱく》しているのだと思う。中国の実体経済がガタガタなのでしょうね。あとは闇《やみ》のルートのお金の持ち出しができなくなったのかもしれません。飛行機が飛ばないからね。

長谷川　そうか、キャッシュで運んでいましたからね。

森下　あるいは両方かもしれません。とにかく、日本国内の資産を換金しようとしている動きが目立ちまくっています。

長谷川　中国人は大阪や東京の高級マンションも買い漁っていましたよね。大阪だったら中之島、東京だったら豊洲《とよす》のタワーマンションの最上階とか。買ったはいいけど住んでいないから、真っ暗。管理費も払わない。あのマンションはどうなったんでしょう。

森下　いまはマンションがちっとも売れない。たぶん、個別のマンションとかは売りにくいから、ロットの大きいやつを売っています。

長谷川　アメリカのトランプ政権の個人制裁が効いているのかもしれません。先ほどの話に出たファイブ・アイズはアメリカだけでなく、すべて〝連動〟していますからね。彼らはまずアメリカやカナダ、イギリスなどに資産を逃してきたけど、そこがヤバそうだとなって、日本を物色した。それが目立っていたのが、２年前です。ところが、ファイブ・アイズは完全に危なくなった。それどころか、いよいよ次は日本も危なくなってきたので、換金を急いでいるのかもしれない。

森下　というような気がしますね。換金できるのは日本の資産だけかもしれません。アメリカは多分できないでしょう。オーストラリアもできないと思う。

長谷川　だって、銀行がそうした取引に関われないからね。発覚したら、大変なペナルティが待っています。

森下　M&Aに関わっている知り合いに聞くと、さまざまな経由から中国上場企業がもっている不動産事業や病院チェーンの身売りの売り込みがひっきりなしにあると言っています。オーナーはみんな中国人です。個別の案件ではなく、会社ごと買ってくれないかと。

やはり、中国では急に金融収縮が始まった、金詰まりが始まったのだと思わざるを得ません。あとは、これがどこまで持つかでしょうね。たぶん、交通が遮断されているため、お金が持ち出せなくなっているという要素も大きいかもしれません。

中国がアメリカに絶対に勝てない理由

長谷川　私はあちこちのコラムで「中国はアメリカに絶対勝てない」と言ってきました。なぜかと言えば、根本的な話をすると、勝てない最大の理由は、世界の経済秩序はアメリカを中心に回っていて、中国は足元にも及ばない。かつ、そのことを中国人自身がよくわかっていて、自分の国をまったく信用していないからです。

先にふれたように、人民元も香港ドルも結局、米ドルとの交換が可能であることによって、信用が裏打ちされています。米ドルと交換できなかったら、だれも香港ドル、あるいは人民元を持とうとしないでしょう。ジンバブエのように「中国経済圏で生きていく」と決めた国は別ですが、日米欧のような西側先進国はそうです。言い換えると、香港を含めて中国の基盤はアメリカが支えているわけです。

これまでは、いつだって米ドルと人民元ないし香港ドルは交換できると思っていましたが、それはとんでもない勘違いです。アメリカはいつだって香港ドルを切り離せます。ここらへんがわからない人が非常に多い（笑）。

トランプ政権はいつでも、世界中の銀行に「もう人民元と交換するな、香港ドルと交換するな。交換したら制裁だからね」と命じられる。制裁というのは「ニューヨークで仕事ができなくなる」ということです。世界の主な銀行は、すべてニューヨークに支店を持っています。なぜかと言えば、国際取引はニューヨークの支店の口座間で資金移動して決済するからです。そのニューヨーク支店に対して「香港ドルあるいは人民元とドルを交換したら、もうニューヨークでは取引させないからね」と通知するだけで、終わりです。結局、中国はアメリカという基盤の上に存在している「砂上の楼閣」と言ってもいい。アメリカが砂を崩すことにしたら、おしまいなのです。

中国がアメリカに勝てない二番目の理由は、中国人自身がそれを知っている。中国共産党幹部たちはなぜ、米ドルで秘密資産を持っているのか。逃げるときに、一番頼りになるのが米ドルだからです。つまり、いざとなったら人民元など何の役にも立たない、と知っている。いま香港では、香港ドルを米ドルに換える動きが凄まじい。何百万ドルもの全財産を米ドルに換えて、台湾、あるいはシンガポールに逃げているのです。これは香港の金持ちだけではない。中国共産党の幹部も同じで、だから、米ドルを隠し持っているのです。「欧州のユーロや日本の円もあるじゃないか」と思われるかもしれませんが、ユーロや円を欲しがるのは、米ドルに交換できるからですよ。交換できなかったら、残念ながら、人民元や香港ドルと同じように「ただの紙屑」です。日本人も、それを忘れて、あまり調子にのってはいけません。

森下　いまはみんな鎖国していて、人間は逃げられないから、目に見えないお金だけを動かしている。だから、鎖国が解けた瞬間に人が動き出すでしょう。鎖国が解ける来年の前半、香港脱出の嵐《あらし》となるはずです。

長谷川　そうだと思います。だから、アメリカはその様子を眺めていればいいのです。いつだって、中国の息の根は止められるわけですから。

大企業はなぜ中国に入れ込むのか

長谷川　なぜ、日本の大企業は中国を脱出しないのか。

彼らの建前を言えば「中国ビジネスに期待しているから」でしょう。要するに、中国市場が大きいので「まだ儲《もう》かる」と思っている。でも、中国市場だけに注目していると、ヤバいと思いますよ。なぜなら「中国と取引していることを理由に、アメリカから締め出されかねない」からです。これは、もう現実になっています。ファーウェイ（華為技術）と取引したら、アメリカに制裁されます。同じようなことが、どんどん広がる可能性が高い。

でも、もっと根本的な理由を探れば、実は、日本の大企業経営者がみんなサラリーマンだからではないでしょうか。彼らは先輩たちが築いた企業基盤を根本的に変えたくない。変えてしまって、先輩の恨みを買うと、ろくなことにならない。それより、同じ路線を歩いて、そのうち円満に退任して、退職金をたくさんもらったほうがいい。そう思っているんじゃないでしょうか。

社長の任期は長くても、せいぜい6年程度。3年くらい社長をやって、残り3年を無事に逃げおおせたら、退職金をもらってサヨナラだと。難しい判断は後輩任せにしてしまう。創業者だったら、自分の会社が生きるか死ぬかだから、中国を捨てて引き揚げるという判断もできます。でも、サラリーマン社長は会社の行く末など、実は真剣に考えてないんじゃないですか。ここが日本の企業のおめでたさ、というか、ダメな理由だと思います。「うちの会社をどう成長させるか」なんて話はポーズで、実は、自分の退職金とか退任後の行く末しか考えてないわけです。

森下　今回、商社が潰れていくのではないかなと懸念しています。だって当分、モノもヒトも行き来できないのですから。しかも、コロナ不況で、稼ぎ頭だった資源がもうボロボロです。大手商社がとんでもなく悪い業績を出すのでしょうね。私の高校の後輩で、総合商社に行っている奴がいるのですが、ある総合商社がそうとうまずいことになっていると言っていましたね。

長谷川　今回、あらためて感じたのは、グローバル化を進めているうちに、日本の〝国産〟の部分が本当に少なくなった。これからは国産を増やさないと、国をしっかり守ることもできない。ワクチンもそうですよね。トランプ政権が企業に「アメリカに戻れ」と言っているのも、根本的にはそこです。

米中衝突には、実は双方にメリットも⁉

森下　私はいまの世界状況は、第２次大戦前夜になかなか似ているのではないかと思っています。だんだん中国包囲網が強くなってきているからです。
まあ中国も頭が痛いと思います。台湾に向かいたいのに、北朝鮮がまたわけのわからないことをし始めました（笑）。習近平も北朝鮮に腹を立てていると思います。金正恩《キムジョンウン》は何をやらかしているのだと。

長谷川　米ソ対立の時代にキューバ危機（１９６２年）がありました。当時のソ連がキューバにミサイルを運んで、アメリカを脅そうとした。これは米ソ冷戦を象徴する出来事でした。それと同じように、米中新冷戦を象徴するような局地的な危機が台湾で、あるいは尖閣で起きるかもしれません。当時はソ連が仕掛けたわけですが、今回も共産党独裁の中国が先に手を出す。

森下　そういうシナリオだと、南沙諸島に何か起き出したらヤバいでしょう。あそこにはいま、中国がつくった不沈空母（人工島）が7つ以上、滑走路も3本以上あるけれど、あそこに戦略的な核を持ち込むとかすると、何か起きるかもしれない。

ただ、一番可能性がありそうなのは、偶発的な出来事だと思います。やはり南沙か、あるいは台湾にちょっかいを出すときに、偶然、艦船同士が衝突を起こしたのがきっかけで、局地戦争に発展するとかね。それが起きれば、トランプは「ラッキー！」と思うでしょう。

長谷川　かつてのアメリカはそういう局地的衝突を意図的に演出、捏造《ねつぞう》してきました。1964年のトンキン湾事件が典型です。アメリカは北ベトナムに攻撃されたと言って、本格的にベトナム戦争に介入していった。けれども、後に、この事件は少なくとも一部は、アメリカのでっち上げだったことが明らかになっています。

森下　ないとは言えないと思う。

長谷川　つまり、猫じゃらし作戦を続けて「来い来い来い……」と挑発する。それに中国が引っかかって、パーンと戦闘が起きたら、トランプは再選確実でしょう。

森下　あり得るでしょう。だから香港についても、香港の沖合にそれこそイギリス国籍を持つ香港人を収容する船を出したら、一触即発になる。アメリカがイギリスと一緒に香港人の救済を大義名分にして船を出す可能性はあります。

長谷川　そのシナリオだと、トランプが追い込まれれば追い込まれるほど、危機の可能性は高まる形になる。一方、習近平も追い込まれれば追い込まれるほど、軍事挑発路線に傾斜する。つまり、双方とも実は、衝突を望むのではないか、と言えなくもない。

森下　あり得る。それが一番怖いシナリオです。普通なら習近平が引くのでしょうが、おそらく引かないと思う。もう「ラッキー！」と習近平サイドも思いかねません（笑）。

長谷川　双方とも衝突するほうにメリットがある。国内的にはね。「国内の困難を外部に敵をつくることで乗り越える」というのは、古典的な権力者の常套《じょうとう》手段です。

森下　そう。そして引き分けたら、双方にとっておいしい。

長谷川　締めはそこですか（笑）。双方にメリットがある衝突、そして引き分け。本当に危険な賭《か》けですけどね。ただし、私はトランプ政権が先に手を出すよりも、中国が手を出す可能性のほうが、はるかに高いと思っています。なぜなら、トランプは落選すれば、ビジネスパーソンに戻るだけだけど、習近平は失脚したら、生き残れない。

それから、これはマイク・ポンペオ国務長官が7月23日の演説で言った話ですが、かつてリチャード・ニクソン元大統領は「中国に世界の扉を開いたことで、自分はフランケンシュタインをつくってしまったのかもしれない」と言っていたそうです。つまり、1972年のニクソン訪中・米中和解によって、中国は世界にデビューした。それによって、実は中国という「危険なモンスター」をつくってしまったかもしれない、という話です。トランプ政権の対中強硬路線は「アメリカ自身が招いた失敗」の反省の上に立って構築されている。それだけに、揺るぎようがない、とも言えます。

「日本が米中の橋渡し役に」はあり得ない

長谷川　それにつけても、改めて思うのですが、日本は何をしているのか。

地上配備型迎撃ミサイルのイージス・アショアの配備を断念したと思ったら、突然、敵基地攻撃能力の議論を始めました。ボクシングで言えば、守りを固める話をしていたはずなのに、いきなりパンチ力を強めると言い出したようなものです。まるで論理的な整合性がない。しかも、イージス・アショアを断念したのは「切り離すブースターを演習場内に落とす自信がない」などと言っている。そんな話は最初からわかっていたはずです。

防衛・安全保障政策の根本のところが揺らいでいる、と思われても仕方がない。一方、尖閣諸島には中国に遠慮して政府職員1人、上陸させられないでいる。自分の領土に政府職員を派遣できない国が、敵基地を攻撃するなど、あり得ないというか、ほとんど笑い話ですよ。冗談としか思えませんね。きっと中国はせせら笑っています。

森下 どうするのでしょうかね、本当に台湾が火を吹いたら。読めないです。

長谷川 まったく考えていないんじゃないの。

森下 でも、台湾はそうとう危機意識を高めているでしょうね。先刻も言ったけれど、やはり香港から積極的に移民を受け入れているというのは、北京を刺激するからね。ベトナムにちょっかいを出すくらいでは、習近平はたぶん生き残れないから。

長谷川 ベトナム程度では共産党も国民も、習近平を許さないでしょう。

森下 ええ。ベトナム相手に干渉は難しいしね。

けれども、相手が台湾だったら、ちょっと領土を取っただけで勝ちですから。かつて

1958年に中台戦争の舞台となった金門島は中国福建省の廈門《アモイ》からわずか5キロの距離です。中国は金門島を奪いにくるかもしれません。ここを取るだけでも、習近平の勝ちだからね。

長谷川　先般、ワシントンに長いベテランジャーナリストの古森義久さんに私のYouTube番組に出てもらったとき、彼は「トランプ再選の鍵を握っているのは習近平だ」と言っていました。共和党のトランプ再選戦略は、とにかく中国を徹底的に叩いて、バイデンが追いつけないようにする。これが基本戦略だから、今後、中国にはどんどん激しくなる、と。私もまったく同感です。地理的に中国に近い日本は、中国と完全に手を切るわけにはいき

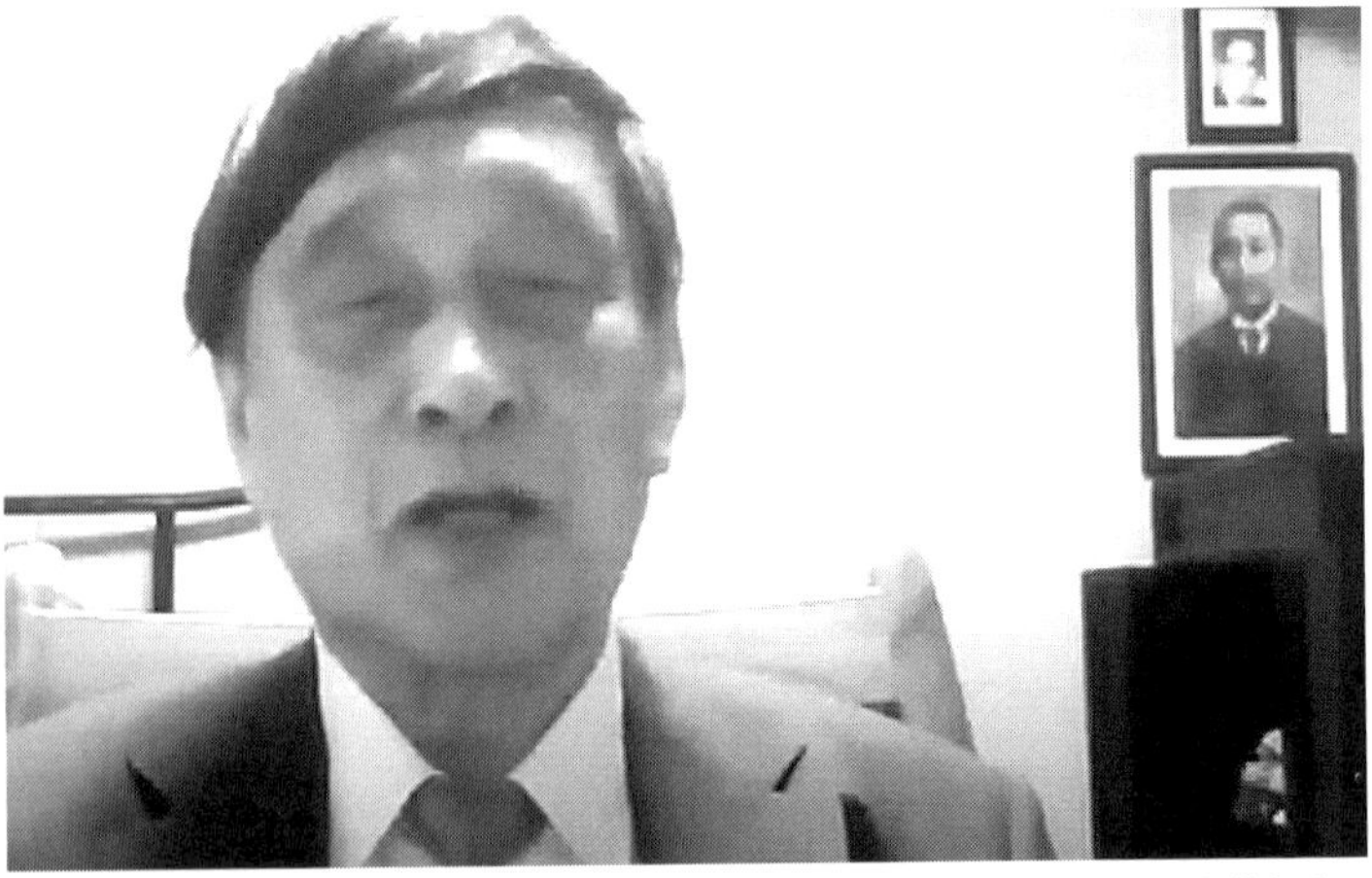

新型コロナの感染拡大で激化する米中対立とポスト安倍について語った古森義久氏。
YouTube番組「長谷川幸洋と高橋洋一の『NEWSチャンネル』」より

ませんが、さりとて、中国にのめり込んでいるわけにもいきません。

ポンペオ国務長官は先の講演で、習近平国家主席を「全体主義イデオロギーの信奉者」と名指しして、強烈な中国批判を展開しました。一言で言えば「自由世界は専制国家に勝利しなければならない」という決意表明です。かつての米ソ冷戦開始を告げた1947年のトルーマン演説を彷彿《ほうふつ》とさせるような演説でした。これで米中対立は、それまでの貿易戦争のレベルを一挙に越えて、まさしく「米中新冷戦」と呼べる段階に突入したと言えるでしょう。

こうなってくると、よく「日本はアメリカと中国の橋渡し役をする」といった議論が起きます。それは聞こえが良く、もっともらしいだけで、実際には、成立しません。なぜなら、中国は日本にそんな役割を期待しているわけでは、さらさらない。日本を自分の勢力圏に取り込もうとしているだけです。一方、アメリカは「同盟国だと思っていたのに、なんだ」という話になって、双方の信頼を失ってしまうからです。

日本はいよいよ、腹を固めなくてはなりません。傍観者のような態度では、アメリカに見捨てられてしまうでしょう。尖閣諸島の防衛ひとつとっても、中国に本気で攻め込まれたら、日本の自衛隊だけでは守れないことは、先の河野克俊さんも認めています。

日本はアメリカとともに生きる以外に、選択肢はないのです。危機は目の前に迫っています。戦後最大の正念場です。

（対談は６月27日に行われ、その後、最新情報を基に加筆修正した）

おわりに

5月に『新型コロナの正体　日本はワクチン戦争に勝てるか⁉』をジャーナリストの長谷川幸洋《ゆきひろ》さんとの対談として発刊したところ、予想以上に大きな反響をいただき、大変ありがとうございました。残念なことに、世の中の動きは、前著で長谷川さんと予想した通り、あるいは、それ以上の悪い方向に動いてしまいました。この「おわりに」を記している時点で、東京では1日当たりの感染者が連日200人を超え、大阪でも100人以上といよいよ第2波が来ています。医療体制に関しては、まだ十分であると政府や東京都小池知事は、今の時点で発言していますが、前著にも記したように症状が出て入院した場合2週間程度ベッドを占拠しますので、急速に逼迫《ひっぱく》してきています。そこに、「Go To トラベルキャンペーン」が加わり、今後の感染者数の予測は、上振れしていくであろうことが予想されます。経済を回しながら、新型コロナウイルスの封じ込めが予想以上に困難であることが、いよいよ明白になってきました。

第2弾にあたる本書は、このような急速な新型コロナウイルス感染による状況の変化を受け、再度長谷川さんと対談をして緊急発刊することになりました。前著でも記しましたが、文系の長谷川さんによる私への質問は、一般の方には非常にわかりやすいようで、大変好評でしたので、引き続き長谷川さんの疑問点には徹底的に答える形でまとめました。このことにより、専門外の方にもわかりやすくなったのではないかと思います。

第2弾の目玉は、いよいよ激化するワクチン戦争の行方《ゆくえ》です。本文にも記されていますが、中国は人民解放軍にアデノウイルスによるワクチンを治験の最終段階を経ず、接種を開始しました。一体どこの軍管区の人民解放軍から接種を始めたのでしょうか。一方、西側諸国で開発されているオックスフォード大学-アストラゼネカのアデノウイルスによるワクチンも、初期治験での結果が良く、年内にも承認される可能性が出てきており、日本政府も購入を検討することが明らかにされています。沖縄の米軍基地でもクラスターが発生しており、ひょっとすると、アメリカも米軍に限定してワクチン接種を始めるかもしれません。また、アメリカはワクチンに対する産業スパイの疑いで、7月24日にはヒューストンの中国総領事館を閉鎖するなど、リアルなワクチン戦争が繰り広げられており、本書で記載している内容より、現実はよりシビアです。

私たち大阪大学の研究チームと、私が創業した大学発ベンチャー、アンジェス株式会社で開発しているＤＮＡワクチンも、２０２０年6月30日より臨床治験が大阪市立大学医学部附属病院で開始されました。この後、投与方法を検討する臨床治験も始まる予定で、秋には５００人規模の大規模な臨床治験を行う予定です。来年初の実用化を目指して、さらに開発が加速されていきます。開発チームも、タカラバイオ株式会社、株式会社ダイセル、株式会社新日本科学、ＥＰＳホールディングス株式会社、フューチャー株式会社、株式会社ファンペップ、ヒューマン・メタボローム・テクノロジーズ株式会社、株式会社ペプチド研究所、ＡＧＣ（旧旭硝子）株式会社、Cytiva社、シオノギファーマ株式会社、スリー・ディー・マトリックス株式会社、株式会社カネカと、さらにオールジャパンのメンバーが増えてきており、まだまだ増える予定です。また、ブリッケル・バイオ社とアメリカでの臨床治験の打ち合わせを始めましたし、アジアや中南米の国々からもわれわれのＤＮＡワクチンの供給を求める声が来ています。ますます厳しくなる状況を痛感し、一日も早く実用化するべく、取り組んでいます。第1世代だけでなく、第2世代のＤＮＡワクチンの目途《めど》もついてきており、当初年内に20万人の製造予定でしたが、現在では来年には1億回分の製造の目途も立ってきています。一日でも早く、新型コロナウイルスを気にすることなく生活できる状況にしたいと思いますので、皆様応援ください。

新型コロナウイルスの実態がいろいろわかってきたいま、単に恐れるのでなく、正確に知り立ち向かうことで、積極的に感染を防ぐことも可能だと思います。政府によるＰＣＲ検査は保険適応の場合、どうしても限定的になります。これからは、企業のリスクヘッジ、マネージメントの観点から、抗体検査の定期的な活用や従来とは異なるリモートな企業活動により、未曽有《みぞう》の事態を乗り切る自助努力も重要になってきます。本書が、その一助になることを祈っております。

最後に前著にも記載しましたが、中国やＷＨＯに関しては、私は長谷川さんのご意見をうかがっているだけで、論評する立場ではありませんし、前著同様過激な発言は長谷川さんですので、私はうなづいているだけであることは、言い訳として再度表明しておきたいと思います（笑）。まだまだ、先の長い闘いですが、皆様の努力により乗り切れると信じております。

２０２０年８月５日

森下竜一

【著者プロフィール】

長谷川幸洋（はせがわ・ゆきひろ）

ジャーナリスト。慶応義塾大学経済学部卒。ジョンズホプキンス大学高等国際問題研究大学院（SAIS）で国際公共政策修士。77年に中日新聞社に入社、東京新聞経済部、ブリュッセル支局長、論説副主幹などを経て退社。1953年生まれ。政府税制調査会委員、財政制度等審議会臨時委員、規制改革会議委員、規制改革推進会議委員などの公職を歴任。著書「日本国の正体　政治家・官僚・メディア——本当の権力者は誰か」（講談社）で山本七平賞受賞。「新型コロナの正体」（ビジネス社）など著書多数。ニッポン放送「飯田浩司のOK! Cozy up!」などラジオ、テレビの出演多数。「夕刊フジ」「月刊Hanada」「現代ビジネス」「四国新聞」などに連載中。YouTubeで「長谷川幸洋と高橋洋一の『NEWSチャンネル』」を配信中。

森下竜一（もりした・りゅういち）

昭和62年大阪大学医学部卒業、米国スタンフォード大学循環器科研究員・客員講師、大阪大学助教授を経て、平成15年より大阪大学大学院医学系研究科臨床遺伝子治療学寄附講座教授（現職）。日本血管認知症学会理事長、日本遺伝子細胞治療学会副理事長、日本抗加齢医学会副理事長など各学会の理事を務めるほか、内閣官房健康医療戦略室戦略参与（本部長：安倍晋三内閣総理大臣）、大阪府・大阪市特別顧問を務める。過去に、知的財産戦略本部委員（本部長：小泉純一郎内閣総理大臣）、内閣府規制改革会議委員・規制改革推進会議委員（安倍晋三内閣総理大臣諮問会議）、日本万博基本構想委員など公職を歴任。日本で大学発バイオベンチャーとして初めて上場したアンジェス株式会社創業者。著書に「新型コロナの正体」（ビジネス社 ）など。

どうする!?感染爆発!!

2020年9月1日　第1刷発行

著　者　長谷川幸洋　森下竜一
発行者　唐津　隆
発行所　株式会社ビジネス社
〒162－0805　東京都新宿区矢来町114番地
神楽坂高橋ビル5F
電話　03－5227－1602　FAX 03－5227－1603
URL　http://www.business-sha.co.jp/

〈カバーデザイン〉大谷昌稔
〈写真〉伊原正浩
〈本文DTP〉メディアタブレット
〈印刷・製本〉モリモト印刷株式会社
〈編集担当〉本間　肇〈編集協力〉加藤鉱〈営業担当〉山口健志

ISBN978-4-8284-2214-5